日本国立癌研究所东院

腹腔镜下直肠癌手术图谱

【手术总论·TME·ISR篇】

主　编　（日）伊藤雅昭

主　审　康亮　兰平

主　译　王利明　姚力

副主译　李杰　王恩

北方联合出版传媒(集团)股份有限公司

辽宁科学技术出版社

沈阳

FUKUKUUKYOUKA CHOKUCHOUGAN SHUJYUTSU TETTEI LECTURE
SYUJUTSU SOURON・TME・ISR HEN
© MASAAKI ITO 2018
Originally published in Japan in 2018 by KANEHARA & CO., LTD.
Chinese (Simplified Character only) translation rights arranged with
KANEHARA & CO., LTD. through TOHAN CORPORATION, TOKYO.

© 2021辽宁科学技术出版社
著作权合同登记号：第06-2020-161号。

图书在版编目（CIP）数据

腹腔镜下直肠癌手术图谱 /（日）伊藤雅昭主编；
王利明，姚力主译. — 沈阳：辽宁科学技术出版社，
2021.5（2022.1重印）
ISBN 978-7-5591-1972-8

Ⅰ.①腹… Ⅱ.①伊… ②王… ③姚… Ⅲ.①腹腔镜
检—应用—直肠癌—外科手术—图谱 Ⅳ.①R735.305

中国版本图书馆CIP数据核字（2021）第032794号

出版发行：辽宁科学技术出版社
（地址：沈阳市和平区十一纬路25号　邮编：110003）
印 刷 者：辽宁新华印务有限公司
经 销 者：各地新华书店
幅面尺寸：210mm×285mm
印　　张：13.75
插　　页：4
字　　数：300千字
出版时间：2021年5月第1版
印刷时间：2022年1月第2次印刷
责任编辑：凌　敏
封面设计：袁　舒
版式设计：袁　舒
责任校对：黄跃成

书　　号：ISBN 978-7-5591-1972-8
定　　价：168.00元

联系电话：024—23284363
邮购热线：024—23284502
E-mail:lingmin19@163.com
http://www.lnkj.com.cn

目录

总论 Outline

《《

腹腔镜手术技术的学习 001

各论 Detail

《《

TME · ISR的
手术基本技术分解

023

第 **8** 章 **括约肌肌间切除术**（Intersphincteric Resection,ISR） 146

副主编：佐藤嘉宏

视频副编辑：增田泰史

编者名单

主编
（日）伊藤雅昭
日本国立癌研究所东院结直肠外科 主任

编者
日本国立癌研究所东院结直肠外科团队
（Team NCC East）

伊藤雅昭　佐佐木刚志　西泽祐吏　塚田祐一郎
池田公治　稻守宏治　冈田晃一郎　合志健一
近藤彰宏　栅山尚纪　长谷川宽　浜部敦史
松永理绘　三浦奈绪子

视频编辑
片山雄介　北口大地

本书阅读方法

本书是对腹腔镜下直肠癌手术技术的解说，分总论和各论两部分。其中各论中各章采用阶梯式教学方式对相关手术基本技术进行了分解及介绍，其内容包括以下几个重点"项目"：

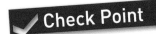 术野展开：相关流程及技术

 游离操作：相关流程及技术

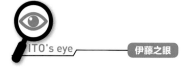 关键点：手术技术各环节关键点

Pitfall 注意事项：手术陷阱，一旦中招就可能招致危险，并且介绍其对策

ITO's eye ——伊藤之眼 伊藤之眼：为掌握诀窍、提高技能提供更加专业性及知识性的解说

译者名单

主审

康　亮　　中山大学附属第六医院

兰　平　　中山大学附属第六医院

主译

王利明　　日本札幌东德洲会医院

姚　力　　北京中日友好医院

副主译

李　杰　　西安交通大学第二附属医院

王　恩　　日本大阪府中医院

译者

任明扬　　四川省南充市中心医院

路春雷　　山东省临沂市人民医院

刘　建　　四川省成都市第五人民医院

毕恩旭　　山东省青岛西海岸新区中心医院

侯智勇　　北京中日友好医院

孙　鹏　　中国医学科学院肿瘤医院深圳医院

赵志勋　　中国医学科学院肿瘤医院

主译简介

王利明

男，医学博士。2006年毕业于中国医科大学六年制临床医学日语班。2006年7月，在南方医科大学南方医院外科进行住院医师规范化培训。2009年3月，第103回日本医师资格考试合格后一直在日本从事外科工作，先后获得日本外科专科医资格以及癌治疗认定医资格。2017年3月，札幌医科大学第一病理学博士毕业。2018年4月至2020年3月，师从著名结直肠外科专家山口茂树教授，主译专著《日本静冈癌中心大肠癌手术》。

姚　力

男，副主任医师。1987年毕业于中国医科大学六年制临床医学日语班。1987年7月至今，在北京中日友好医院工作。1992年6月至1994年1月，赴日本熊本大学医学部第二外科研修。2015—2018年，任北京中日友好医院普通外科四部副主任。擅长消化道肿瘤微创手术治疗，特别是在腹腔镜低位直肠癌保肛手术方面积累了丰富的临床经验。近20年来，积极推动中日两国消化外科领域的医学交流。

副主译简介

李　杰

男，副主任医师，1997年毕业于西安交通大学医学部（原西安医科大学），2010年毕业于日本国立群马大学医学部肿瘤外科，获医学博士学位。2018年7月至2019年1月，日本静冈癌症中心结直肠外科访问学者。现任职于西安交通大学第二附属医院普通外科，长期从事临床、教学及科研工作。致力于开展结直肠癌的综合诊断、微创和精准治疗以及相关研究工作。

王　恩

男，医学博士，2006年毕业于中国医科大学六年制临床医学日语班，2006年7月于广东省人民医院外科进行住院医师规范化培训。2009年3月取得日本执业医师资格后，一直在日本从事外科工作，并获得外科专科医资格。2020年3月，取得大阪市立大学消化器外科博士学位。现任大阪府中医院外科医长。

序言

何谓原点？

对如此抽象的问题，我冥思苦想终无果。偶有一次看到电视上药师丸博子唱着《学生制服与机关枪》这首歌时，我不禁黯然神伤。倒不是因为此曲多么令人潸然泪下，只是曲中表现之场景勾起了我尘封多年的往事，顿时让人感时伤怀。

从初中到高中，我经常独自一人去看电影。对电影的挚爱驱使我尝试写剧本且开始制作了几部8毫米电影，当时真为自己的才能所叹服，身边许多才华横溢的同学也略生妒忌。其中就有一位大放异彩的同学对我影响颇深，但他去年已驾鹤西去。最后一次跟他在东京涩谷举杯痛饮的场景历历在目，那些不可名状的模糊情感至今也令人难以忘却。他仙逝时，留下了一部未剪辑的影片，虽然无从考证，或许他也把年少轻狂的青春藏在记忆的某个角落，难以拂去。高中时代最后一次跟他合拍一部电影，虽然竭尽全力，但最后所有努力还是付诸东流。在那多愁善感、奔放不羁的年代，我们推杯换盏，任凭时光消逝。虽偶感光阴虚度，但我们不是单纯地模仿他人，而是一直在追求原创，那种崭新的价值观体验最令人欣慰。

那么，我的原点是什么？为什么我要成为外科医师？没有那么多豪言壮语，也并不是为了践行小学毕业宣言。就在大学毕业前夕，我坦白地告诉大家我要成为一名外科医师时，却被师弟师妹们认为有点儿不可思议。因为手指短粗的我，无论从手指灵活度还是个人细心程度来看，怎么也跟外科医师的形象八竿子打不着。即便如此，我还是选择了做外科医师，因为我一直都憧憬着这个职业。当你独立完成一台从没做过的手术时，那种成就感是无与伦比的。也正是这种虚无缥缈的憧憬与超越现实的幻想，偶尔会让人不能自拔。在梦想的憧憬与眼前的现实之间不断轮回交替，我踏出了人生第一步：在日本国立癌研究所东院当外科住院医师。

在日本国立癌研究所东院第一年住院医师的生活真是不堪回首。我的手术技术明显比同年资的外科住院医师们要差很多。3年里，我没有对自己主刀过的任何一台手术感到满意。外科医师本应该以手技为生，但我不得不意识到自己知识功底不如人、手术技术不如人、判断能力不如人。这一现实让我当时无比痛苦。其中最难忘却的是外科打结，对于这一个外科医师的"名片"，我也是明显缺乏精度以及速度。

当时，外科住院医师的白大褂上系着许多练习结，所有的住院医师都是一有闲暇便练习打结。虽然不是很美观，但是如今回想起来，那时候的住院医师们也许都对自己的技术不太满意，所以才拼命练习吧。也就是在这个时候我遇见了我外科生涯的人生偶像：小野正人先生。尽管小野先生手指也短粗，但其手术结打得既快又美，且有卓越的手术战略，无论手术多难，他均能克服。因此，我觉得自己第一次有了一个目标，即便短时间内很难实现。我想，这就是我作为外科医师的原点！

人类的遗传基因排列是极其微妙却也简单的，4个碱基序列形成双螺旋结构，构成所有生物的原点。这4个碱基序列相互衔接，构成2条螺旋弧，刚离开一个地方，过一会儿又缓慢地回到原来的位置，经过约10个碱基的排列，螺旋旋转1圈，当接近原点时，螺旋略向上旋转。

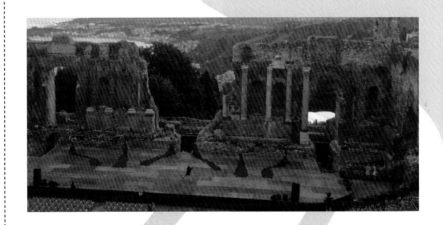

上图是我最近访问一个意大利小镇时拍摄的一张照片。这是一座由古希腊人建于公元前3世纪的古剧场，至今仍在举行音乐会。傍晚时分的古剧场，依山傍海，我突然被这不经意间发现的美景所吸引，不禁流连忘返。

　　另外，这里还有一张照片（下图），是在我父亲留下的一本书中找到的。我确信，这张拍摄于35年前的照片展示的是同一个地方的古希腊剧场。父亲40多岁时开始从意大利把一些美术工艺品运回日本，旅途中也写了许多的奇闻逸事。在父亲离世之后，我偶然翻到这本书，虽然没有太大的感触，但是当我看到这张照片时，内心极为震撼，仿佛"双螺旋"又回到了同一个地方。

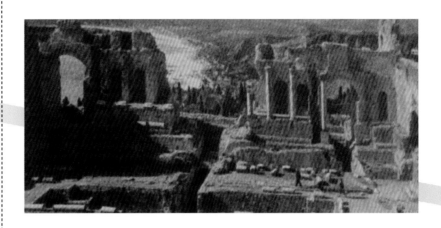

　　或许，对于父亲来说，他的这本书就是一个原点吧！我现在仍能想象出父亲在40多岁初次到访意大利时被此景所感动的画面。此景给他留下了美好而强烈的印象，同时父亲也想把这段美好的记忆作为原点留存下来。若干年后，同样年纪的我也不约而同地在同一个地点被同一美景所感动，这或许就是一种巧合。

　　此书，集合了日本国立癌研究所东院所有的"DNA智慧"。自从决定用腹腔镜治疗直肠癌的那刻起，我们团队每天早上对每个手术细节展开热烈讨论，所有日本国立癌研究所东院结直肠外科的智慧结晶都凝结成了这本书。我可以很有自信地说，这本书就是我们团队的原点。

　　承前启后，继往开来，经过团队成员们的不懈努力，我们终于完成了此书的编写。衷心感谢日本国立癌研究所结直肠外科的各位同仁在执笔及手术、视频剪辑等方面的鼎力协助，感谢金原出版社的片山晴一、佐藤嘉宏、增田泰史等编辑的大力支持。

　　如果有那么一天，大家前进的螺旋轨迹偶与此书无限接近，那将是我莫大的荣幸！

2018年3月4日

北京机场

伊藤雅昭

腹腔镜技术于20世纪初肇始，历经近百年探索，其基本技术成型于20世纪90年代，一经定型，就得到迅速发展。此后短短30余年，腹腔镜技术已深入传统腹部外科的几乎全部门类及术种，成为当代外科的主流技术。

作为一种技术手段，它仍以当代外科学的科学理念和人文思想为指导，以解剖学、组织胚胎学、肿瘤学等相关学科的原理为基础，整体遵循外科学的一般规范。同时，它还提供了不同于传统剖腹手术的精细化视野，其利用器械操作的方式也迥异于双手直接操作；细节的丰富展现容易造成对宏观把控的缺失，器械虽较双手迟钝但却倒逼操作者更为精准地操作。可以说，技术上的特点有利弊两面，如何将新技术的特点扬长避短地融入外科学一般原理，形成更优的疾病治疗预后，是30多年来全世界微创外科同仁一致探索的方向。

在结直肠外科领域，情况尤其如此。大肠癌作为世界范围内的常见肿瘤，持续危害着当代人的健康。与西方国家不同，亚洲国家直肠癌发病比例更高；而直肠区域解剖特点鲜明，在传统外科学中历来被认为是操作难点区域。腹腔镜技术可有效地协助结直肠外科医师处理直肠区域解剖，实现了治疗的突破。日本在内镜医疗技术方面的发展一直处于世界领先水平，其以操作精细、流程规范及治疗同质为鲜明特色，值得全世界外科同仁学习。

日本国立癌研究所在消化道癌症治疗领域久负盛名，其东院消化外科主任伊藤雅昭教授深耕结直肠癌微创治疗逾20年，以超低位直肠癌手术、TME手术等技术闻名于世，其手术战略科学、思路清晰、技术规范、手法熟练，堪称教科书式的操作典范。欣闻伊藤教授主持编撰的《腹腔镜下直肠癌手术图谱》的中文版，在王利明博士、姚力教授两位专家的努力之下得以面世，并受邀审校，我深感荣幸。这本专著融入了日本直肠癌微创治疗的相关经验，更融入了伊藤教授团队鲜明的风格，配图精美，读来深觉快慰。

相信此书必能有益于我国结直肠外科的发展，或可"滋养"广大同仁，贡献于我国结直肠外科技术之突破。

中山大学

兰平

附赠视频的使用方法

附赠视频收录了日本国立癌研究所东院结直肠外科的部分直肠癌手术视频（约120min）。要观看视频的话，需要微信扫描下方二维码。此为一书一码，为免错误扫描导致视频无法观看，此二维码提供两次扫描机会，扫描两次后，二维码不再提供免费观看视频机会。购买本书的读者，一经扫描，其微信号即可始终免费观看本书视频。该视频受版权保护，如因操作不当引起视频不能观看，本出版社均不负任何责任。切记，勿将二维码分享给别人，以免失去自己免费观看视频的机会。操作方法请参考视频使用说明。

视频使用说明

扫描左侧二维码即可直接观看视频。视频下有目录，点击目录可以进入相关视频的播放页面直接观看。

视频目录

视听注意事项

● 关于声音

本书一部分的视频中收录了声音，也有的视频并无声音。有声音的视频声音为日语原音。

声音是在手术时录的，并不全是手术解说。各手术解说请参考图书的正文。

根据收录时的情况，可能有部分杂音或录音不太清楚的地方。

● 关于影像

手术视频由多个病例影像构成，不只是单一病例影像。

手术视频中展示了影像的病例可能与书中配图所示的并不是同一个病例。

第7章第5节"后壁"与第8章第4节"手术区域③直肠后方"的视频影像相同。

总
Outline
论

腹腔镜手术
技术的学习

大规模临床试验证明了腹腔镜外科手术具有高水平治疗成绩。我们之前编写的《腹腔镜外科医师资格认定考试策略：腹腔镜乙状结肠切除术解说》里叙述的分解手法，将会更加简明扼要地被用于直肠癌手术中。此书，在阐述其方法的同时，还简述了手术成功的相关因素，必要的游离、术野展开技术，以及相关的教育学习。

第1章

腹腔镜外科手术
序论

腹腔镜手术曾一度被认为只是一时流行而已；但出乎意料的是，腹腔镜下大肠癌手术被纳为医疗保险适用范围之内的术式。随着病例的积累，大规模临床试验证明腹腔镜手术是具有高水平治疗效果的方法。另一方面，腹腔镜手术仍然难度较高，风险较大。如何掌握安全的手术技能？良好的学习方法以及课程辅导是不可或缺的。

《《第1节

从临床试验角度看腹腔镜外科手术

《 腹腔镜外科手术方兴未艾

20多年前，我刚当医师的时候，外科扩大手术正值全盛时期，正所谓：大医生，必定选择大切口！为了做到癌的根治，绝大多数手术都是在大切口开腹的情况下进行的。

不久之后，20世纪90年代前期，日本进入腹腔镜手术时代。最初看到腹腔镜外科手术中手术钳子相互干扰，极不自由，手术时间极长；无论如何，人们都没看好它，总觉得这不过是外科医师脑子发热的行为，等过了那股劲，又会趋于冷静。

但是，这种想法完全落空了，有目共睹，如今腹腔镜外科手术的应用远超预想。1996年早期癌的腹腔镜外科治疗被纳入医疗保险范围内。之后，随着病例增加，2002年进展期癌的腹腔镜外科治疗也被纳入医疗保险范围内。

为了探索这项新的手术方法是否可行，全世界的大肠外科试验小组进行了大规模的临床试验，所有的手术结果显示，结肠癌的腹腔镜手术与以往的开腹手术具有相似的治疗成绩（表1-1-1）。

表1-1-1 ● 结肠癌的腹腔镜手术与开腹手术的随机对照试验

作者、研究小组	病例数	治疗方法	生存率
COST study（2007） $P=0.93$	435例 428例	腹腔镜手术 开腹手术	76.4%（5年） 74.6%
CLASICC Trial（2007） $P=0.55$	526例 268例	腹腔镜手术 开腹手术	68.4%（3年） 66.7%
Lacy AM et al.（2004） $P=0.03$	111例 108例	腹腔镜手术 开腹手术	91%（43个月）* 79%

＊cancer related mortality

》》日本腹腔镜手术具有超高水平的治疗成绩

2016年，日本的临床试验小组通过长期的努力，收获了丰硕成果，即腹腔镜下结肠癌根治切除的多中心第Ⅲ期临床研究成果出炉。

这是一项与开腹手术相比的非劣性试验，十几年前在设计课题的时候，预计的5年生存率是75%。所有的登记试验病例经过5年随访观察结束后，研究者发现开腹手术与腹腔镜手术的生存曲线基本重叠，均超过90%，这证明，日本的腹腔镜手术成绩是相当不错的。该临床试验结果比预期要好很多，且死亡患者数减少，因此腹腔镜手术与开腹手术的非劣性试验在统计学上并没有差异。

我很有信心地说，腹腔镜下大肠癌手术将逐渐被重视。但是，也有值得注意的地方，那就是不同医院间的开腹手术并发症以及术后生存率并无差异，而不同医院间的腹腔镜手术并发症及术后生存率是存在差异的。

关于这一点，我想提醒各位腹腔镜外科手术学习者：腹腔镜手术本来就是高难度的手术，必须通过不断地努力训练来提高技术熟练度，这样才能保证手术安全地进行。

》》》第2节

日本国立癌研究所东院结直肠外科团队的进步

》》学习腹腔镜外科手术的"王道"是共享信息、共同进步

如何才能尽快掌握最基本的腹腔镜外科手术技术？此问题的答案可以在此书中找到。

我们之前编写的《腹腔镜外科医师资格认定考试策略：腹腔镜乙状结肠切除术解说》2015年由金原出版社出版，该书介绍了几年前日本国立癌研究所东院结直肠外科团队（Team NCC East）所有的腹腔镜手术教学理论。如何展开术野，使用什么样的钳子，游离层面时左手、右手该如何操作，这些内容在该书中介绍得非常详细。

时隔3年，我们的团队又取得了更大的进步。我想说的是，学习腹腔镜手术是有捷径的！该捷径就是腹腔镜手术技术不应被捂着、掖着，而是应光明正大地共享出来，让所有人共同进步！这就是学习腹腔镜外科手术的"王道"。

"王道"也需不断升华！

总
Outline
论

第1章

第2章

第3章

第4章

第5章

第2章

分解步骤
以提高学习效率

把手术场面及手术操作分割成许多小单位，具体细化到每个动作。

有了这样的分解才能高效掌握手术技能。我们把腹腔镜手术切分成电影场景，可以用浏览器模式对手术技术进行分析。

≪ 第1节

何为腹腔镜外科手术？

≪ 腹腔镜手术就是一种"电影"

腹腔镜手术是最有代表性的内镜外科手术。所有的外科医师都通过同一显示器观看图像信息，判断术中情况，并且用钳子以及能量装置进行操作。显示器播放出来的图像不仅可供手术时信息共享，而且还可以像电影中的场景一样，可以将动画信息剪裁分割出来。

在剪辑过程中，我们可以把大的场景细化成小的场景。随后再细化，也可以分解出腹腔镜下各种器械的实际操作，并且做成一个剧本（图2-1-1）。本书主要对直肠癌手术的全直肠系膜切除术（TME）以及括约肌肌间切除术（ISR）术式进行重点讲解。

图2-1-1●腹腔镜下乙状结肠切除术分解实例

Scene 01 术野展开

Scene 02 进入直肠后腔

Scene 03 肠系膜下动脉（IMA）处理之前的内侧游离

Scene 04 血管处理

Scene 05 IMA处理后的内侧游离

Scene 06 外侧游离

Scene 07 直肠周围游离

Scene 08 直肠系膜处理

Scene 09 切断、吻合

Scene 10 放引流管、关腹

Cut 01 肠系膜的展开

Cut 02 系膜的切开

Cut 03 认清直肠固有筋膜

Cut 04 沿着直肠固有筋膜游离

腹腔镜下乙状结肠切除术视频可分成10个短片，还可以继续细分并剪辑

从手术场景到手术操作最小单位化

把腹腔镜手术分解成各种场景，接着细化到手术操作的各步骤进行分解（图2-1-2）。为了提高腹腔镜手术学习效率，尽可能最小单位化分解手术步骤，逐步理解手术。

图2-1-2 ● **手术分解（Factorization）**

手术场景分解（Scenario Oriented Surgery）

● 各论
● 将腹腔镜手术分解成电影帧
● 腹腔镜手术剧本化、手术步骤语言化以及手术画面分屏化

分解手术步骤（Exposure & Dissection）

● 总论
● 手术操作仅为两步
● 术野展开（Exposure）与游离操作（Dissection）
● 团队力量与个人力量

《《 第2节

腹腔镜外科手术步骤分解

应用Industrial Engineering（IE）方法

首先把腹腔镜手术分解成各个手术场景，然后剧本化。各医院可依据科室经验自行操作，不需要统一标准；但腹腔镜手术分解剪辑操作步骤需要有合理的评价方法。

最近几年，工厂里车间操作效率评价引入了Industrial Engineering（IE）方法。通过该方法可以最大限度减少不必要的资源浪费。IE方法的基础原理是基于对时间研究以及操作步骤的细化工程分析，减少不必要的操作步骤。这种评价方法也可以用于对手术操作流程的评价。

在把IE方法应用于手术分析之前，我们先列举学校教师上课流程的例子。如图2-2-1所示，学

图2-2-1 ● **用IE方法分解教师工作**

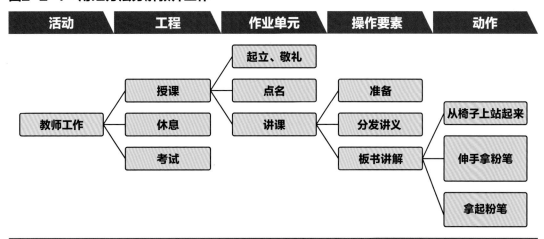

校教师的工作主要分为授课、休息、考试。授课继续细化分为起立、敬礼，点名，以及讲课。继续细化讲课，则进一步分为准备、分发讲义、板书讲解。如果继续细化板书讲解，还可以分为从椅子上站起来、伸手拿粉笔、拿起粉笔。

≪ 腹腔镜手术的IE分析

接下来我们用IE的分析方法细化腹腔镜手术的各个步骤。首先，以腹腔镜下乙状结肠切除术为例（图2-2-2）。

腹腔镜下乙状结肠切除术可分为术野展开，直肠后间隙入路，内侧入路，血管处理，IMA根部处理，外侧游离，骨盆游离，肠系膜处理，以及切断、吻合等手术步骤。手术技术流程化之后，腹腔镜下乙状结肠切除术的操作就与工程施工一样大同小异了。

图2-2-2 ● IE分析用于手术流程

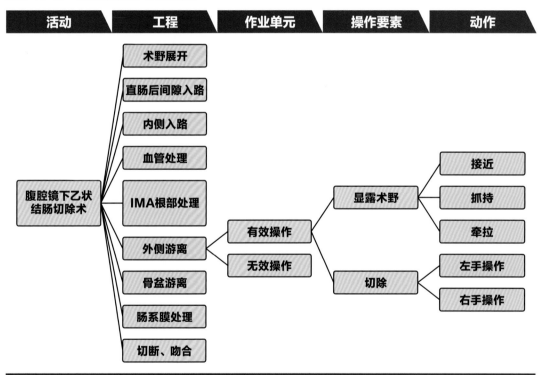

接下来，再把手术步骤细化为有效操作与无效操作。能够推进手术进度的操作称为有效操作，不能够推进手术进度的操作则称为无效操作。

两者的关系犹如基因编码序列的外显子与内含子的关系（图2-2-3）。有效操作类似于蛋白合成的直接参与者：外显子。有效操作连接起来就推动了整个手术进程。

图2-2-3 ● **工程分析步骤解析**

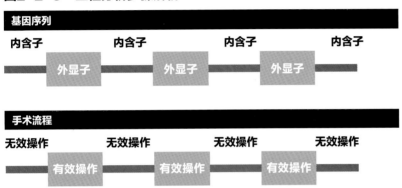

有效操作：能够推进手术进度的操作
无效操作：不能够推进手术进度的操作

总论 Outline

第1章

第2章

第3章

第4章

第5章

》有效操作分为术野展开和游离操作

接下来有效操作又可以分为术野展开和游离操作。继续细化分析的话，手术时间主要由术野展开（Exposure）时间与游离操作（Dissection）时间构成。

另一方面，无效操作是一个很笼统的说法。可具体细化为擦镜时间、止血操作时间、器械更换时间、术中确认时间、思考时间等。

可进一步把术野展开细化分为接近、抓持、牵拉等步骤。游离操作则可以细分为锐性游离以及钝性游离（图2-2-4）。如上所示，复杂的腹腔镜外科手术也可以简单细化分成各个步骤，并对之进行评价。也就是说，可以通过高度细化复杂的腹腔镜手术，进而改善整个手术流程。

图2-2-4 ● 分解操作步骤

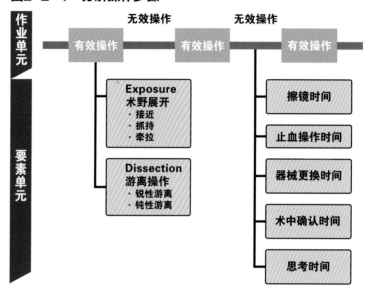

》直肠后间隙入路的步骤分解

以腹腔镜手术中直肠后间隙入路这一环节为例，将术野展开分成各种场景并流程化（图2-2-5）。

采用直肠后间隙入路时，助手用两把钳子抓持的部位以及牵拉的方向是一直稳定不变的。

这个场景在我们医院的手术中也分成4个具体操作步骤：①张开肠系膜；②切开肠系膜；③确认直肠固有筋膜；④沿着直肠固有筋膜游离。

剪辑时主要是根据术者的游离操作而定，而助手的术野展开也一直会用到这4个操作步骤。

图2-2-5 ● 场景与剪辑

 场景：根据助手所展开的术野进行剪辑

 剪辑：根据术者的操作进行剪辑

术野展开、游离操作以及术者的能力

腹腔镜外科手术场景分解的重点在于对手术操作的分解，即对各种操作要素以及动作步骤进行评价，进一步从手术场景分解到具体手术操作细节。接下来，我们首先对术野展开进行讲解。

在之前出版的《腹腔镜外科医师资格认定考试策略：腹腔镜乙状结肠切除术解说》中，术野展开应该在团队内定型化。在一个手术团队内，如果有比较专业的术野展开的助手，即便术者技术一般，也能够为整个团队展现出良好的术野。换句话说，手术团队内有指挥者存在，术野展开就不会太难。

但是游离操作则不然。即便腹腔镜手术团队内有很高明的游离操作能手，也只有实际主刀的术者才能完成游离操作（图2-2-6）。也就是说，腹腔镜手术中术者只有不断磨练自身的能力才能提高游离操作的技能。

近年来，兴起的达芬奇机器人手术就是很好的例子。术者通过第3机器臂展开术野，再通过第1、第2机器臂进行游离操作。也就是说，机器人手术是由非常有经验的术者自己构建术野并进行游离操作的。就像指挥家与演奏家集于一身，通过机器人进行演奏似的。

图2-2-6 ● **腹腔镜手术时专家与初学者的结构组合所显示的能力差异**

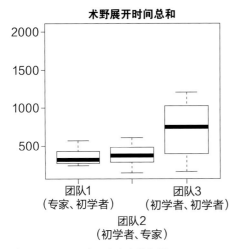

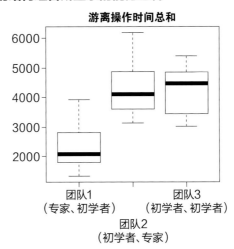

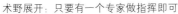

术野展开：只要有一个专家做指挥即可

总论
Outline

第1章
第2章
第3章
第4章
第5章

第3章

术者操作要素：游离动作分解

游离操作唯有术者才能进行，是术者左、右手相互协调的作业过程。因此，进一步细化游离这个动作的话，就可以分解为术者左手操作与术者右手操作。

《 第1节

术者左手操作

《 从6个要素方面评价术者左手的抓持操作

术者的左手操作主要是抓持动作，由6个要素构成（图3-1-1）。也许很多人认为，使钳子直线进退抓持组织或脏器并不是什么难事，换作谁都可能很简单地做到。但是看看腹腔镜手术视频，你就可以明白了，实际上外科医师中并不是谁都可以使左手钳子直线前进，或很顺利地抓持组织或抓住一层膜的。特别是初学者刚刚开始腹腔镜手术的时候，很大程度上被这类动作制约着。

但话又说回来，这种在封闭的空间里抓持或者瞄准的能力很多时候是天生的，或者是在成为医生之前就已经获得的，甚至是没有外科专业训练也可以逐渐获得的。有这样天赋的人往往是年轻时多进行运动或是玩游戏的人，这些活动很大程度上让术者潜意识地获得了对空间感的认知；但是对那些年少时没有经历过空间训练的外科医师来说，这个困难是很难克服的。

另一个关键点是左手钳子所抓持的组织量要适度，这直接关系到抓持能力。

图3-1-1 ● 抓持动作的6个要素

要素① 　是否能直线靠近目标

要素② 　是否能抓住组织、膜或者脏器

要素③ 　抓持部位是否适当

要素④ 　抓持组织的量是否合适

要素⑤ 　牵引方向是否恰当

要素⑥ 　牵引力度是否适宜

可以有意识地通过训练来补齐短板。抓持的组织部位也许跟外科医师的喜好有关，但若不是有意去改善的话，很难做好。

图3-1-2 ● 抓持的组织部位与紧张力度所成的弧线长度

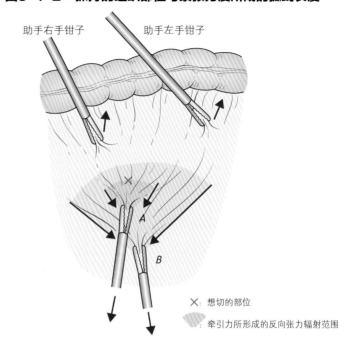

助手右手钳子　　助手左手钳子

X：想切的部位

▨：牵引力所形成的反向张力辐射范围

● 抓点从 A 换到 B 之后，反向张力所辐射的范围变大
● 可以比较高效地进行游离操作

　　如果钳子抓持点太近，左手钳子牵引时所传递的力量作用弧就比较短；如果抓持点稍远，则传递的力量作用弧就比较长（图3-1-2），这样可以减少不必要的交替抓持动作。抓特点太近，外科医师倾向于不停地更换动作；抓持点太远，又很难传递适当的力度以确保游离层面保持适度的张力。对于那些即便抓持点很近但是可以保持对组织的足够张力且可以很快切换抓持点的外科医师来说，抓持操作一般不是什么问题。总之一句话，就是要对游离部位的组织保持适当的牵引力度，这是重中之重。

　　抓持组织之后，实际的组织牵引时其方向是否恰当？牵引力度是否合适？如果助手是一名很专业的外科医师，则是可以进行辅助调节的；但最好还是需要术者理解自身左手的作用。

≪ 对6个要素动作进行技术评价与反馈以提高手术技能

　　以上对术者左手的6个要素动作进行了分解、评价、反馈教育，这样可以很好地提高年轻医师的手术技术。

　　在实际手术中，也可以很好地了解到，很多指导医师会提醒年轻医师：你的左手操作还欠妥当，注意多看那些做得好的医师等。我年轻的时候经常听说外科技术是靠偷学的。就像以匠人精神长年累月培养出来的寿司达人一样，外科医师的教育也是靠偷学本领的。

　　但是单靠偷学技术提高外科医师自身能力的时代逐渐结束了。自学与教育还是有本质的区别的。外科教育还是需要有更加具体的指导。比如：你的左手方向感倒是不错，但是抓持组织容易失败，且抓持的组织量太少，不能牵拉足够的组织等具体的技术评价体系。这样，才能更确切地指出需要改正的地方，这种教育方法更加有效。

《《 第2节

术者右手操作

《《 点状游离与线状游离

腹腔镜手术术者主要的操作是依靠右手能量装置进行游离（图3-2-1）。

现代的腹腔镜手术能量装置多元化，主要分为平铲形单极电刀或者钩形单极电刀为代表的点状切开游离型，以及以超声刀凝固切开装置为代表的线状切开游离型。

图3-2-1 ● 术者右手的作用

术者右手主要进行游离或者切开操作

- 能量装置是否准确朝向切开部位
- 游离深度是否合适
- 游离速度是否合适
- 游离操作的进程是否合适

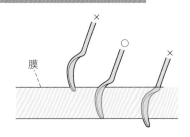

《《 点状切开游离

首先我们来讲述一下单极电刀的点状切开。点状切开时游离的面必须保证有足够的紧张度才可以。其必要条件是由助手的两把钳子牵拉对术野进行展开（图3-2-2）。

之后术者的左手钳子与助手的钳子反向牵拉形成足够张力才能够进行点状切开。也就是说，术者的左、右两把钳子都直接参与了游离操作，我们称之为双手法（Two-Hand Method）。双手法操作其实在开腹手术中也是最基本的手法。用双手法游离，须实时保证良好的

张力。不同的是，术者左手钳子参与了术野展开的话，则只有术者右手进行游离操作，这称为单手法（One-Hand Method）。

图3-2-2 ● 点状切开的基本手术技术

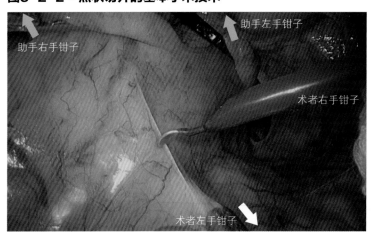

- 助手用两把钳子牵引，展开术野
- 术者的左手钳子与助手的钳子反向牵拉形成足够张力
- 术者左、右两把钳子直接参与游离（双手法）

膜的切开与层面游离

手术时膜的切开与层面游离是有本质区别的（图3-2-3）。

切开膜是很锐性的操作，只在具备了良好张力的条件下才可进行。另一方面，膜与膜之间的层面游离操作是由锐性操作与钝性操作集合而完成的。

图3-2-3 ● 膜的切开与层面游离的不同点

膜的切开

需要有良好的反向张力，锐性切开

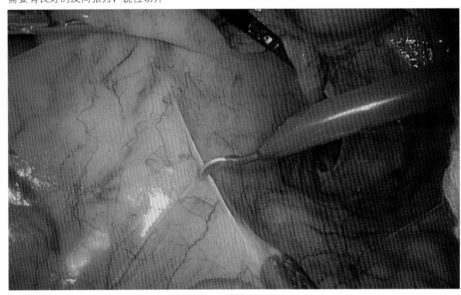

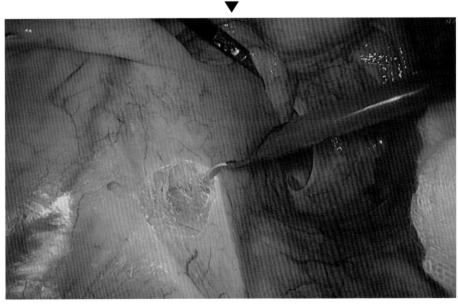

锐性切开膜后，组织间的游离靠的是钝性分离膜与膜之间间隙，此操作由持续的反向张力牵拉与反复的锐性切开膜与膜之间的组织所构成。

锐性切开后想要准确地找到膜间隙，这时需要有非常强的张力。即便有时反向张力也足够强，但就是不能很好地进行游离，这时外科医师倾向于用右手钳子轻轻地推开组织进行钝性游离。

继续保持细致地分离，则需要保证有持续张力。这样来看，专心于膜与膜之间的锐性分离才是提高手术技能的秘诀所在。

图3-2-3（续）

膜与膜之间的层面游离

轻轻地推开组织进行钝性分离，持续的反向张力牵拉以及锐性切开反复操作

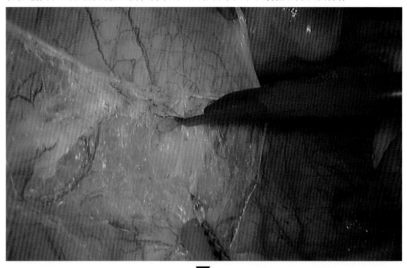

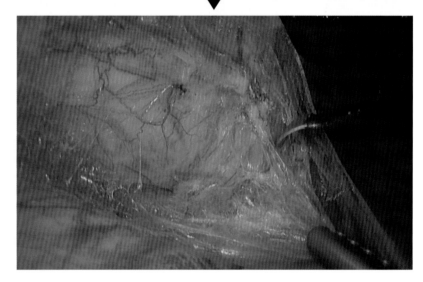

膜与膜之间的层面游离

≪ 线状切开游离

最后我们讲解一下线状切开游离，最具代表性的器械是超声刀。

线状切开是从夹持组织开始的，且夹持组织的量与手术的精细程度直接相关。夹持极少量组织的线状切开跟点状切开一样。那些将超声刀切开凝固装置使用得很熟练的专家们能够掌握良好的技巧，借助适当张力利用超声刀进行点状切开。

线状切开最大的特点是即便没有良好的张力，也可以不出血地进行操作。但是前提是切断其夹持的全部组织，这就要求术者必须准确地夹持适量的组织。夹持组织量过多时，一些重要的邻近脏器以及神经血管组织也可能被损伤。手术中的肠管、输尿管以及尿道损伤很多时候都是因为过度夹持组织所造成的。

同样，线状切开时膜与膜之间的层面游离也是值得注意的。在没有张力的情况下进行夹持切开操作，表面上看起来好像手术推进了，但是其实偏离了正确的游离层面，结果是造成游离层面参差不齐，这一点是使用超声刀等凝固切开装置时需要注意的。行线状切开，也需要有良好的张力。

游离技术的关键要素与分类

综上所述，游离技术主要有3个关键要素与多种分类（表3-2-1）。即便是锐性分离也要求术者左手钳子牵引形成一种反向张力，术者右手用单极电刀进行点状切开。

表3-2-1 ● 游离技术的3个关键要素与多种分类

关键要素	分类	
双手还是单手	单手法	双手法
锐性还是钝性	锐性切开	钝性切开
点状还是线状	点状切开	线状切开

第4章

术野展开力
助手牵引力+术者支配力=团队术野展开力

腹腔镜手术与术者经验及技能直接相关，其次良好的术野展开也是不可或缺的。如何提高扶镜手与助手的技能，怎样才能与经验较少的助手搭台也可成功完成手术，这些都是需要团队协作的。本章主要介绍如何提高团队术野展开的要点与原则。

≪ 第1节

术野展开时的助手操作

≪ 良好的术野展开的关键在于术者的支配能力

刚刚介绍了机器人手术时术野展开的主体是术者本人。与通常的腹腔镜手术相比，少了一把钳子，且术者可以按自身的意思，调整第3号机器臂来展开术野。

然而，腹腔镜手术的术野通常主要由助手的两把钳子展开，也就是说，操作的主体是助手，而不是术者。这样的话，如果助手钳子没有适当的力度，手术是很难顺利进行的。

尤为重要的是，助手需要瞬间判断自己钳子抓持的部位，也要迅速决定牵引方向，这都需要很专业的操作才能够获得良好的术野。那么，如果助手经验不足，如何才能够很好地推进手术呢？

腹腔镜手术中，一般来说，游离操作是靠术者自身能力，术野展开是靠团队协作。如果术者对经验较少的助手进行有效指导，也可以展开良好的术野。这就需要术者对助手钳子的抓持部位以及牵引方向及力度有明确的指导。

≪ 传递牵拉部位或声控

术者如何指导助手展开术野呢？主要有两种方法。

术者钳子抓持好组织传递到助手钳子里，就像接力传球一样。这种方法实际上非常有效，也直接反映了以术者为主体的手术思维。

还有一种方法是，术者声控助手。这个比起直接传递牵拉组织要难一些。如果助手钳子的抓持部位不是很理想，术者会感到很大的压力。

但不应该就这样妥协了。当然，如果助手多看一些好的手术视频，将各个场景的抓持牵引方法都熟记于心的话，操作起来也就更方便了。

助手用钳子抓持组织后，有时候术者会直接调整其牵引方向。这种场合也跟刚才所说的一样，术者钳子可以直接抓住助手钳子，将其牵向合适的方位，或者直接声控，让助手调整方向，一般在临床上还是以后者较多见。笔者认为，这种声控调整，更显示出术者对手术整体的支配力度。

总体来说，在腹腔镜外科手术中，术者的支配力度特别重要，助手的术野展开加上术者对助手钳子的调整以寻求最佳术野：助手牵引力加上术者支配力就是整个团队的术野展开力。

笔者做手术时，如果术野展开不是太理想，是不会轻易进行下一步操作的。术野展开不充分，就不可能进行良好的游离操作；如果慢慢妥协，整个团队未来可能就危机四伏了。

第2节

术野展开的基本原则

手术团队均有自己熟悉的术野展开的方法，原则上是尊重各自做法。但是，术野展开方法也有一定的原则，即如果术野展开不顺利，则应适当调整。在此，我们讨论一下腹腔镜手术中如何很好地展开术野。

原则1：构筑3D术野

术野展开的根本是露出需要切开的层面，且保持一定的持久张力。就单孔手术而言，是很难保证3D术野的，这时在2D牵引的情况下进行手术比较多见。随着游离的进展，左手钳子的牵引张力会逐渐下降，所以还需要不断地改变抓持点。也就是说，按2D牵引→游离→2D牵引→游离反复操作。

3D术野展开时，助手一旦确保显露好游离面之后，其保持恒定的组织张力就可以为术者提供很好的游离条件。

原则2：术者左手应该是自由的

术野展开应当交给助手来操作，术者左手不是用来展开术野的，而是利用钳子微细调整游离层面的组织张力，达到迅速完成游离、切开等操作。当然患者的体形较胖且肿瘤较大、粘连程度严重时，术者左手钳子可能不得不辅助术野展开。这样一来，术野游离操作就仅能依靠术者右手了，大大减低了术者的操作便利度，因此术野展开中很关键的一步就是让术者左手自由。

总
论
Outline

第
1
章

第
2
章

第
3
章

第
4
章

第
5
章

《《 第3节

3D术野展开的3个原则

刚刚叙述的面状形式的术野展开是腹腔镜手术所必需的。如何才能达到该效果，避免在术野展开时陷入迷惘，这需要遵循以下3个原则。

《《 原则1：助手用两把钳子将未固定于后腹膜侧的组织牵引向腹侧

暂且不说哪把钳子应抓持哪个部位，3D术野展开的大原则在于助手用两把钳子将未固定于后腹膜侧的组织牵引向腹侧。

腹腔镜下乙状结肠切除术最开始一步也是寻找乙状结肠系膜根部，由此进入到直肠后间隙。此时助手两把钳子将肠系膜牵引向腹侧（图4-3-1a）。游离直肠左侧时，助手的左手钳子与术者的左手钳子牵拉未固定的肠系膜一侧向腹侧头侧牵引（图4-3-1b）。

这仅仅是最具代表性的两个例子。最基本的原则还是用两把钳子牵引未固定于腹膜的组织。

图4-3-1 ● 3D术野展开的3个原则

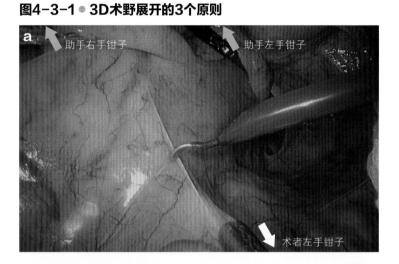

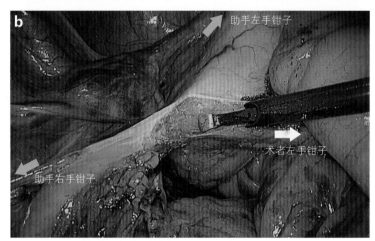

《《 原则2：术者的左手钳子保持一直向术者侧牵拉

第2原则，是术者的左手钳子保持一直向术者侧牵拉。通常腹腔镜手术的术者是在患者的右侧，看着患者左侧的显示器进行手术。更准确地说，术者左手钳子应牵拉组织向右侧，这样术野展开得比较自然。

原则3：术者的左手钳子应该抓持比较容易调节张力的部位

这是非常重要的一项原则。术者的左手钳子应该抓持游离组织附近，可以稍作调整就达到适当张力。如图4-3-1a所示向下牵引，如图4-3-1b所示向右侧牵引，均是术者用左手钳子适当地牵拉组织保持恒定的张力，以达到安全游离的目的。

以上的3个原则是手术时术野展开的根本。即便有时在实际临床中，操作者可能不知所措，但是万变不离其宗，遵循以上3个原则稍作调整，术野均可得到调整。

第4节

助手操作与扶镜手操作

助手需保持恒定术野

助手须保持恒定术野。助手主要负责术野展开，术者适当地调整助手钳子方向与力度可更好地展开术野。术野展开时助手最重要的是保持所控钳子的恒定静止。也就是说，助手钳子在一大半手术时间内都是被要求保持稳定的。当然，熟练的助手会根据术中进度适当地调整钳子方向与力度而改善术野，但这需要进行很微妙的调整，基本原则还是要求保持恒定。这就好比机器人手术的第3号机器臂，一直保持恒定，只有当术者停止当前操作，调整第3号臂时才可以更换术野。

说得极端点儿，助手的工作更像是不需要动脑筋的工作，是能够保持长时间恒定不动的体力劳动。接下来的各论里有可能也讲述到这一点，我们科室的术野展开基本采用的是固定臂法。助手钳子需要一直保证静止，特别是向头侧牵引直肠时需要保持一个恒定的姿势，固定臂法可以减少因为助手摇晃或者是劳累过度造成牵引力度下降。或许在未来，助手会逐渐被机器人替代。

扶镜手须以游离画面为中心，跟随术者游离方向

扶镜手与助手还是存在很大的差别的。特别是结直肠癌的腹腔镜手术，与其他癌的手术相比，术中需要随时改变术野。直肠癌的腹腔镜手术中也需要根据游离水平不一致而改变多种角度。比如说，行骨盆内的TME时，IMA根部处理、外侧游离、脾曲游离等操作均需要腹腔内有一个广角术野。对此，扶镜手的作用尤为重要，所有的手术场景以及后期需剪辑的视频都需要"紧随"游离中心，并需要扶镜手预测及追随术者操作即将行进的方向。

其次，扶镜手还可以反映出术者的喜好。一般是根据术者的喜好来调整手术画面的角度或者远近，甚至移动快慢等，所以扶镜手在很大程度上可以说是术者喜好的一种缩影。也就是说，各个手术团队成员，需要熟知术者喜好的术野，这个很难用言语来形容。随着技术不断创新，或许在不久的将来，一种能够按照术者喜好而调整镜子的移动速度的扶镜设备也会应运而生。

第5章

日本国立癌研究所东院 结直肠外科团队进步史

对每个手术动作进行分解、整体改善团队的术野展开力，并且反复学习以及短时间内提高临床手术技能是提高腹腔镜手术技术不可或缺的步骤。本章节主要介绍日本国立癌研究所东院结直肠外科团队（Team NCC East）训练的内容以及教育目标。

第1节

反复进行评价、反馈

早会上播放3min手术剪辑视频

3年前我们科室每天早会时都要对前一天完成的手术进行汇报。也就是说，我们科室的住院医师都要把前一天的手术剪辑成3min的视频，在早会上进行讲解，这个已经形成了不成文的规定（图5-1-1）。刚开始这样做的时候，那些非常忙碌的住院医师是非常抵触的，但实际操作起来之后，其效果确实很明显。

如此一来，我们科室的腹腔镜外科教育模式也就发生了转变。手术之后极其疲惫之时，再去编辑3min的手术视频的确不是一件快乐的事。但是这些被剪辑出来的手术视频累积起来，就成为了我们科室最宝贵的财产。

图5-1-1 ● 早会上3min的手术视频剪辑汇报的反馈

① 一大早就开始让肾上腺素激增

② 短时间内即可学到许多内容

③ 及时反馈手术中的不足之处

④ 短时间内提高手术技术

⑤ 可以听取主任医师对其他住院医师的评价

⑥ 不是一对一的评价，而是多位住院医师与多位主任医师间的交流

⑦ 营造一个共同学习、持之以恒、短时间内迅速提高整体手术水平的学习环境

以前我就建议，腹腔镜手术的训练方面需要对自己的手术视频进行编辑以了解自身不足，且可以教给他人。其实，看自己做的手术录像是非常痛苦的事情，因为自己看到的全是自己的不足之处。所以在整个的视频编辑过程中，可以很好地找出自身的不足之处，且试图鞭策自己提高手术技术。

还有一个建议就是，在向他人传授腹腔镜手术技术的同时，也会加深自己的记忆，既教会了他人，也提高了自己的能力。

早会上播放3min手术剪辑视频教学有着什么样的效果呢？其评价项目请参考表5-1-1。长此以往，肯定无形中增加很多工作量，因此太忙时就不用剪辑，直接播放原始视频即可。剪辑方法也是因人而异，最好是剪辑自己手术做得不是很顺利的地方。

我们科室整体来说是为了营造一个大家可以共同学习的环境，争取在短时间内迅速提升自身能力（图5-1-2）。实际上很多住院医师是在取得腹腔镜手术医师认定资格之后才发现我们的这种做法是非常好的。

表5-1-1 ● 早会上3min的剪辑视频教学效果

在还没忘记之前，对自己做得不好的地方进行反省	
工作	术后当天立即重看主刀的手术视频
效果	在记忆比较鲜明的时候重新回顾手术，发现自己的不足之处

发现不足，确实提升自身能力	
工作	手术视频剪辑
效果	从笔者个人的经验来看，在整个视频剪辑过程中你会发现自己哪些地方存在不足，实际上也是可以促进自己提高手术技能

提高自我表达能力	
工作	每天早会上解说自己的手术视频
效果	最近我们采用英语做手术讲解。因此，这对外科医师要求更高。每天都练习的话，很快就锻炼了自己在短时间内表达确切内容的能力

在很短的周期内具体地评价手术并改进	
工作	每天早会上当场评价
效果	反复评价并反馈是最关键的环节。尽力对每个步骤的操作都进行具体的评价，而不是一概而论地说做得好还是坏，更应该具体地说明使用钳子的哪个步骤还不太好。这样具体的反馈才能够使术者在接下来的手术中进行改善。在反复的评价中，再与前一次的评价相比较，在短时间内知道是否有改进

从一对一的评价体系到开放型的环境体系	
工作	从许多医师那里听取对自己的评价或者对同年资医师的评价
效果	对手术技术评价是非常难的事情。每天对众多住院医师的手术视频进行评价的话，久而久之住院医师心里的抵触感就变淡了。此外，听取对同年资医师手术点评的同时，仿佛也是在点评自己的手术。这就不仅是一个上司给予评价，而是各个不同年龄段的前辈们对自己的评价，在这样的环境中成长会受益匪浅

图5-1-2 ● 教育课程设置

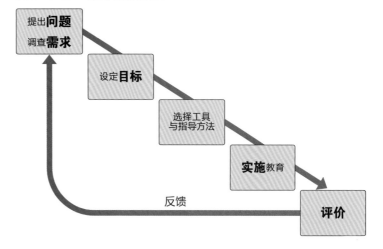

总
论
utline

第1章

第2章

第3章

第4章

第5章

≪ 第2节

以学习曲线接近于零为目标

≪ 如何评价手术技术的教学

　　指导年轻医师手术不是一件容易的事。外科医师的成长就像登山，需要慢慢攀爬。手术技术的传授也是如此，如何评价该方式是否确切，还有待考究。当然，接受手术的患者，恢复很快，没有复发，这就是对外科医师的一种莫大鼓舞。但是很多时候，我们外科医师很难左右患者的预后。患者的肿瘤进展度、体形胖瘦、有无既往史等都会在很大程度上影响术后效果，也就是说，如何评价手术技术是很难的。一般来说，术者技术越熟练，越倾向于做高难度手术，这样并发症有可能不减反增。根据笔者的经验以及我们科室的数据显示，手术时间是一个很好的评价指标，有的时候学习曲线也可以作为评价指标之一。

≪ 达到教育目标线的手术病例数争取为零

　　我们经常听到实际临床中，医师们都在谈论学习曲线。学习曲线可以反映在临床实际手术中，达到符合临床要求的稳定的技术水平的所需病例数。一般来说这个病例数接近于零是最理想的（图5-2-1）。

　　我们的这本书如果也可以帮助读者们使学习曲线接近于零的话，那将是莫大的幸事。

图5-2-1 ● 学习曲线

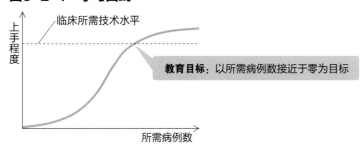

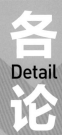

各
Detail
论

TME · ISR的
手术基本技术分解

总论里介绍的分解手法也适用于
TME（Total Mesorectal Excision）、
ISR（Intersphincteric Resection），
可以将相关手术视频剪辑成各种场
景并逐步细分。笔者将在各论中用
细腻的文字以及大量的手术照片描
述术者及助手的分解动作。同时也
建议读者通过观看附录视频，以更
轻松地理解手术流程。

第6章

腹腔镜下直肠切除术的前半部分

——TME开始前的手术操作

　　腹腔镜下直肠切除术中最核心的部分是 TME。但是在 TME 之前，很多有关直肠癌手术特有的手术流程（如手术开始前的设定、戳卡放置、排除小肠干扰以及注意事项），都会在这个章节讲述。

》 手术开始前的设定

　　截石位，下肢固定。注意保护好桡神经以及腓神经，防止术后麻痹及压迫综合征。务必检查头低右侧低位，比术中实际的体位倾斜出更大角度。确认好送气、排气、送水以及吸引管之类是否能正常工作，检查能量装置以及腹腔镜光源等。

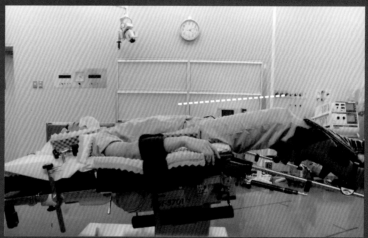

体位

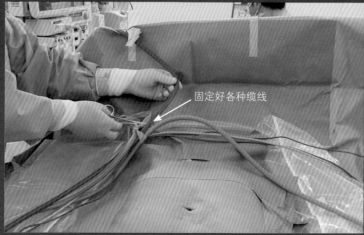

固定好各种缆线

固定管线

≪ 戳卡放置

行腹腔镜下直肠全系膜切除术时，需要把直肠向头侧牵引以获得良好术野。耻骨上戳卡的助手左手肠钳就是承担该任务。从耻骨上放置戳卡有几方面的优点，我们会在接下来的章节里详细讲解。腹腔镜下直肠全系膜切除术中通常放置5个戳卡，如果是极其肥胖的病例，则采用6个戳卡。耻骨上的戳卡原则上是用12mm戳卡，可以辅助直肠切断以取出标本。如果是比较瘦的病例，则耻骨上放置5mm戳卡，但是最后取出标本是通过耻骨上小开腹的话，基本上5mm戳卡也没有多大意义。如下图所示，预防性造口的标记处也可以放置戳卡，但如果可能造成手术时钳子相互干扰，则要以手术操作优先，不宜计较戳卡的大小以及多少。

◀ 放置5个戳卡

直肠全系膜切除病例一开始用5个戳卡，如骨盆狭窄或者高度肥胖，则应适当追加戳卡

◀ 放置6个戳卡

对于直肠全系膜切除+侧方淋巴结清扫等高难度手术病例，需要放置6个戳卡

≪ 排除小肠干扰

采用不同方法排除空肠与回肠的干扰

· 头低位5s，右下斜位3s，使小肠移动。可以根据术野需求强化体位。

· 移动大网膜到肝脏表面，横结肠到肝缘。

· 像翻书一样沿着小肠系膜翻转空肠，把小肠移到左上腹部，以显露出Treitz韧带和肠系膜下动脉根部。如果要游离脾曲，则继续把空肠移动到右上腹，显露出横结肠系膜的左侧部分，此时只要加大右侧倾斜位，或者在小肠背侧放置纱布即可。

· 回肠末端的小肠移动到右侧腹部，按顺时针方向展开术野，把骨盆内的小肠全部移到髂外血管的外侧缘。如果不能充分显露，则：①加大右侧倾斜角度；②回盲部背侧放置一条纱布防止小肠越过右侧髂外动、静脉。记住这两步骤操作，一般来说术野展开都没问题。

空肠

IMV

IMA根部

排除空肠干扰，确认十二指肠韧带以及IMA根部和IMV根部

回肠

髂外动、静脉

排除回肠干扰，利用右侧髂外动、静脉防止小肠滑入骨盆内

第1节
第2节
第3节
第4节
第5节
第6节

各
论
Detail

第
6
章

第
7
章

第
8
章

第6章

从进入直肠后腔隙到腹膜反折部的直肠右侧及背侧游离

第1节

切开以及游离都是手术最开始的步骤，与手术整体质量密切相关，需要有层面意识并慎重进行游离操作。

Camera Blocking

> 1 切开肠系膜附着点，确定直肠固有筋膜
> 2 直肠右侧游离
> 3 直肠背侧游离

≪ Cut 01

切开肠系膜附着点，确定直肠固有筋膜

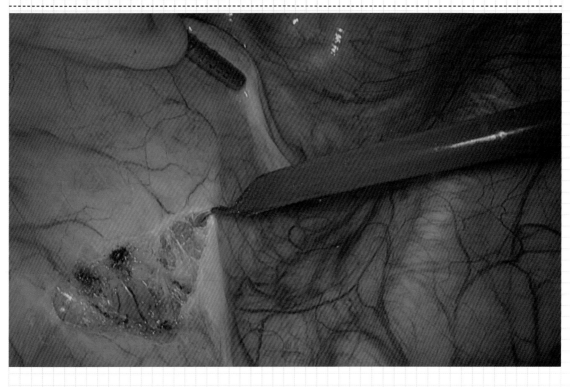

Exposure

01 助手左手钳子抓持腹膜反折头侧5cm处的上段直肠系膜，向10—11点钟方向牵引。助手右手钳子抓持骶岬高度的肠系膜，向9—10点钟方向牵引，使肠系膜附着点形成一个张力面。

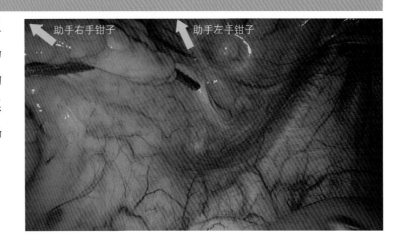

Dissection

02 以距肠系膜附着点5~10mm的腹侧为切开线。当空气进入到直肠后间隙后，充分切开表层膜，贴近肠管侧的疏松层，向肛门侧游离至直肠子宫襞。为此，助手钳子要保持良好张力，术者右手的平铲电刀要保持良好的深度以及切开速度。

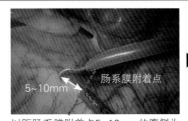

以距肠系膜附着点5~10mm的腹侧为切开线

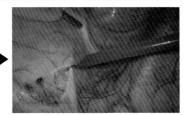

用平铲电刀尖端切开适当深度的系膜

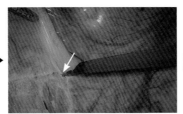

一直向肛门侧切开至骶骨生殖襞

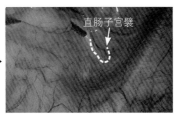

直肠子宫襞（Sacrogenital Fold）又称骶骨生殖襞，相当于女性的子宫骶骨襞，在这个部位，肠系膜会形成折叠。因此该处是肛门侧系膜游离结束的解剖标志

03 向背侧游离腹下神经前筋膜，确定好直肠固有筋膜，一直沿着直肠固有筋膜游离。腹下神经前筋膜的脂肪组织与直肠固有筋膜的脂肪组织很难鉴别，此时需要术者左手钳子保持适当的张力。最关键的还是要一直沿着直肠固有筋膜上下延长游离层面。

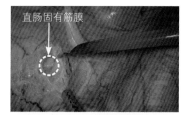

直肠固有筋膜

首先在一个点上确定直肠固有筋膜

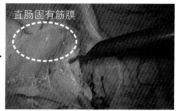

直肠固有筋膜

一直沿着直肠固有筋膜扩大游离层面

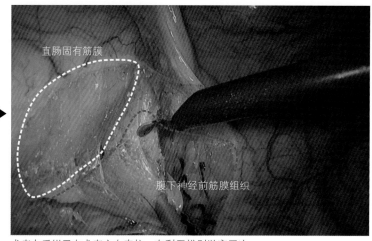

直肠固有筋膜

腹下神经前筋膜组织

术者左手钳子向术者方向牵拉，有利于辨别游离层次

≪ Cut 02

直肠右侧游离

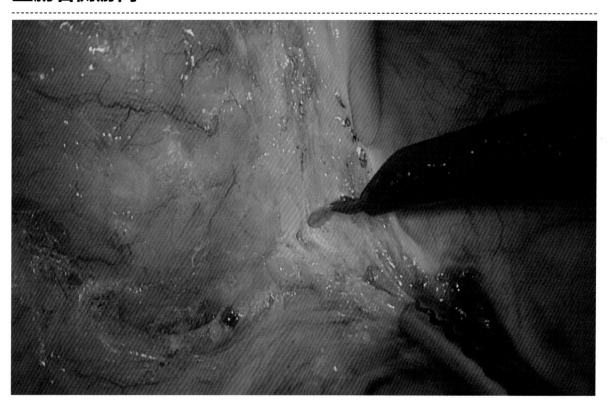

Exposure

01 助手左手钳子抓持肠系膜断端向10—11点钟方向牵拉，助手右手钳子张开，从直肠后壁向腹侧11点钟方向推。这样可以很好地显露出直肠固有系膜背侧面。

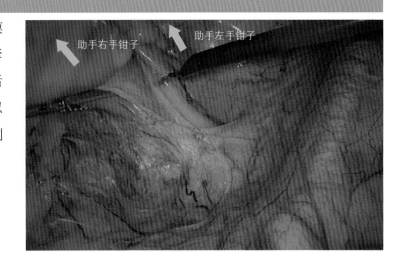

Dissection

02 游离直肠右侧至骶骨生殖襞水平时，右侧的腹下神经及骨盆神经丛与直肠固有筋膜非常近，此时不要急于向肛门侧游离，以防止损伤神经。

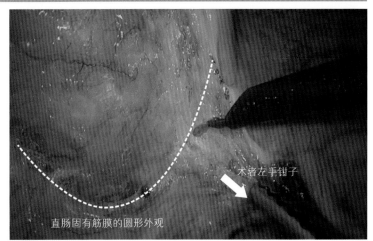

在这个层面，不要急于向肛门侧游离，以防止损伤神经

各
Detail
论

第6章

第7章

第8章

⫸ Cut 03

直肠背侧游离

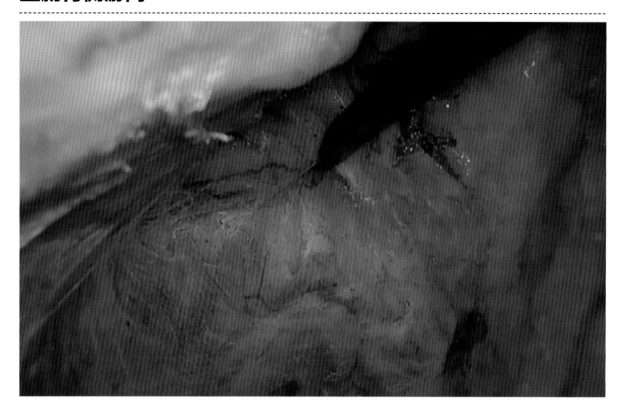

Exposure

01 助手左手钳子抓持腹膜切离断端，向腹侧提拉，使直肠背侧有足够的张力。助手右手钳子张开呈"八"字形，从直肠后侧向腹侧推。

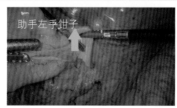

术者钳子也辅助助手钳子，把需要牵拉的部位转交给助手钳子

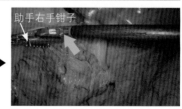

助手右手钳子张开呈"八"字形，术者引导助手钳子进行术野展开

Dissection

02 使术者左手钳子保持有效张力，沿着直肠固有筋膜向肛门侧游离。偶尔也可以向左、右两侧游离，但是在该解剖水平，左、右腹下神经离直肠固有筋膜极近，游离时可能会损伤到神经，因此只在直肠后侧往纵深方向游离，而左、右两侧可以稍缓一下。

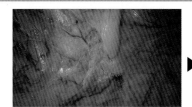

助手左、右手钳子牵引，显露术野

▶

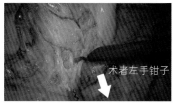

术者左手钳子牵拉下腹神经前筋膜向术者靠近

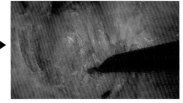

只在后侧壁游离推进

▶

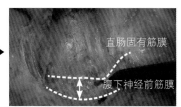

腹下神经前筋膜与直肠固有筋膜逐渐靠近，空间越发狭小

03 沿着直肠背侧固有筋膜一直向肛门侧游离，渐渐地，直肠固有筋膜与腹下神经前筋膜之间的间隙越发狭小。特别是在S3~S4之间，直肠固有筋膜与腹下神经前筋膜几乎融合成膜样构造。这就是所谓的直肠骶骨筋膜。一旦越过此筋膜，沿着骨盆的形态，直肠向腹侧走行，形成一个较为宽阔的空间，沿着直肠游离可以一直到Hiatal韧带。

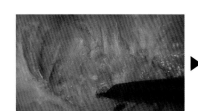

特别是在S3~S4水平切断融合的筋膜

▶

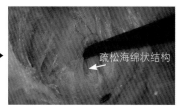

就可以看到疏松海绵状结构

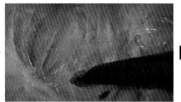

用电刀切开海绵状的结缔组织

▶

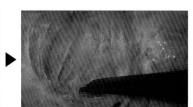

突然有种突破感，进展很快

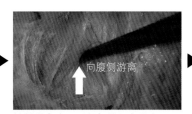

钝性游离也可以很好地拓宽此术野

▶

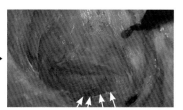

可以看到有一层薄的结缔组织（箭头），即直肠骶骨筋膜

04 术者左手钳子向术者方向牵拉腹下神经前筋膜，采用双手法（Two-Hand Method）。但是，在进入小骨盆后，直肠向腹侧走行，此时术者左手钳子须向腹侧牵引直肠固有筋膜，保持后壁张力，这时仅靠术者右手游离，称之为单手法（One-Hand Method）。

也就是说，在进行盆底的直肠周围游离操作时，术者左手钳子一般向腹侧辅助牵拉直肠，右手进行钝性分离的时间较多。

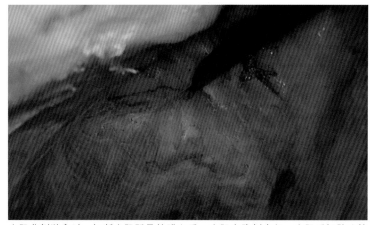

直肠背侧游离时，切断直肠骶骨筋膜之后，直肠向腹侧走行，直肠后间隙比较开阔，一直游离即可到达肛提肌

骶岬与抓钳相干扰

　　直肠背侧游离时，术者左手钳子向术者一侧牵拉腹下神经前筋膜时，钳子柄可能与骶岬干扰，术野展开逐渐变难。此时，术者左手钳子张开呈"八"字形，从直肠后侧向腹侧推，即可获得良好的张力。在对男性狭窄骨盆患者行TME时，此种手法较为常用。相反，如果张力不足，则很容易切入直肠固有筋膜，而破坏筋膜的完整性，这是值得注意的一点。

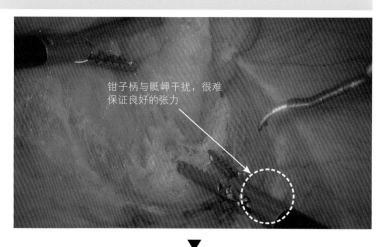

钳子柄与骶岬干扰，很难保证良好的张力

▼

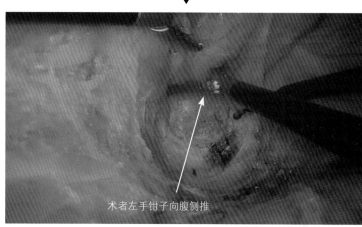

术者左手钳子向腹侧推

各论
Detail

第**6**章

第**7**章

第**8**章

Note

直肠骶骨筋膜的解剖

　　直肠骶骨筋膜是壁侧骶前筋膜以及直肠固有筋膜之间的筋膜样结构。接下来我们结合过去的相关文献报道，介绍直肠骶骨筋膜的解剖。

直肠骶骨筋膜相关的肯定性报道

　　直肠骶骨筋膜存在频度与部位的有关报道如下表所示，大约一半的文献持肯定态度。大多数称其起始于S3~S4。

表● 直肠骶骨筋膜的频度与部位

作者	年份	百分率	起始点
Crapp	1974年	100%	仅S4
Sato	1991年	97%	S2~尾骨（S2~S4 94%）
Havenga	1996年	100%	仅S4
Bissett	2000年	46%	N.A.
García-Armengol	2008年	87%	S2~S4

　　也有研究者发表了在尸体解剖中发现直肠后壁的膜的相关论文。该论文认为，在S4水平的壁侧骶前筋膜与直肠固有筋膜相连接的筋膜结构就是直肠骶骨筋膜。

直肠骶骨筋膜相关的否定性报道

　　另一方面，也有否定直肠骶骨筋膜存在的报道。在S3~S4水平的直肠固有筋膜与腹下神经前筋膜以及壁侧骶前筋膜非常接近，在尸体解剖中，研究者对所谓的直肠骶骨筋膜进行病理学研究，并未发现有膜样结构。

　　但实际手术操作中，我们发现在S3~S4水平确实可以看到一层膜样结构。当超越这个膜之后，可以到达一个极其疏松的层面。实际手术中，有的病例中并没有明显的膜样结构。因此，对直肠骶骨筋膜是否存在，尚有争议。

📝 **Note**

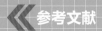 **参考文献**

[1] Crapp AR, Cuthbertson AM. William Waldeyer and the rectosacral fascia. Surg Gynecol Obstet. 1974；138（2）：252-256.

[2] Sato K, Sato T. The vascular and neuronal composition of the lateral ligament of the rectum and the rectosacral fascia. Surg Radiol Anat. 1991；13（1）：17-22.

[3] Havenga K, DeRuiter MC, Enker WE, et al. Anatomical basis of autonomic nerve-preserving total mesorectal excision for rectal cancer. Br J Surg. 1996；83（3）：384-388.

[4] Bissett IP, Chau KY, Hill GL. Extrafascial excision of the rectum: surgical anatomy of the fascia propia. Dis Colon Rectum. 2000；43（7）：903-910.

[5] Garcí a-Armengol J, Garcia-Botello S, Martinez-Soriano F, et al. Review of the anatomic concepts in relation to the retrorectal space and endopelvic fascia: Waldeyer's fascia and the rectosacral fascia. Colorectal Dis. 2008；10（3）：298-302.

[6] Kinugasa Y, Murakami G, Suzuki D, et al. Histological identification of fascial structures posterolateral to the rectum. Br J Surg. 2007；94（5）：620-626.

各 论
Detail

第6章

第2节

内侧入路游离IMA

本章节主要介绍从直肠后间隙开始的内侧入路到 IMA 根部的处理。想要很顺利地处理 IMA* 根部，需要注意以下 3 点：① 以 SRA**-IMA 为解剖标志；② IMA 背侧游离很容易过深；③ IMV 的背侧是最容易进入的层面。

第
6
章

第
7
章

第
8
章

Camera Blocking

> 1 沿着固有筋膜向头侧游离，显露SRA，沿着该血管走行，一直分离到IMA根部
> 2 确定头侧的清扫界线，在IMV背侧游离出肾前筋膜
> 3 切断右侧腰内脏神经的结肠支，离断IMA

≪ Cut 01

沿着固有筋膜向头侧游离，显露SRA，沿着该血管走行，一直分离到IMA根部

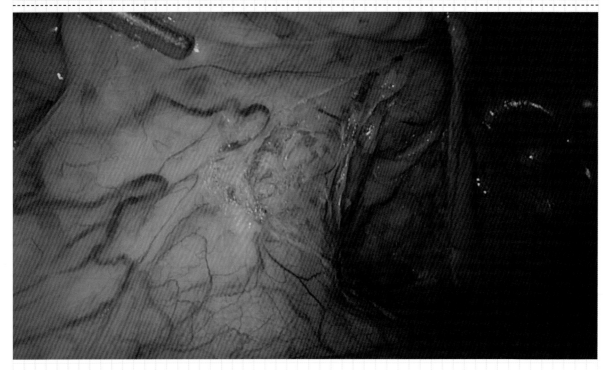

*IMA：Inferior Mesenteric Artery，肠系膜下动脉
**SRA：Superior Rectal Artery，直肠上动脉

Exposure

01 助手左手钳子提起远侧肠系膜，右手钳子向腹侧抓提近侧肠系膜，显露出直肠及SRA的走行方向。随着向头侧游离推进，渐渐地，张力不足，可以适当调整助手两把钳子，使其向头侧移动。

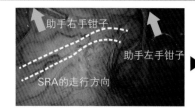

助手两把钳子向腹侧抓提肠系膜并牵开，利于辨清直肠固有筋膜及SRA的走行方向

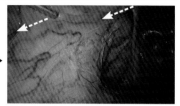

渐渐地，张力不足，可适当使助手两把钳子向头侧移动（箭头），保持一个恒定牵向腹侧的张力

Dissection

02 以固有筋膜的SRA为解剖标志，显露并沿着固有筋膜向头侧游离，不时地向腹侧推固有筋膜，有意识地预测SRA的走行方向，防止切开线偏入肠系膜一侧，或者是偏向腹主动脉一侧。腹膜切开线一直延续到IMA根部附近。

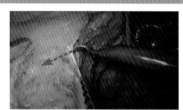

切后游离，反复进行

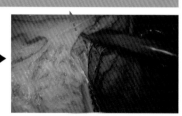

向上推直肠固有筋膜

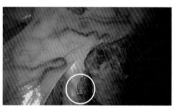

向头侧推进时，电刀尖端稍微挑起腹膜，这样左手钳子容易抓持下一个切开点的腹膜

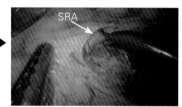

SRA表面的腹膜，用平铲电刀尖端稍推一下，估计SRA的走行方向

✓ Check Point

- 切开IMA根部腹膜的要点

（1）在骶岬水平找到SRA。

（2）以SRA外侧5~10mm的肠系膜为切开线，沿着SRA-IMA的走行方向切开肠系膜。

（3）切开线不太清楚时，首先确定好IMA根部，以此为标志切开肠系膜，或者沿着IMA背侧游离，辨清IMA的走行方向后再一点点地切开肠系膜。

各
论
Detail

第6章

第7章

第8章

Exposure

03 助手右手钳子向腹侧牵拉IMA血管蒂，助手左手钳子抓持IMV*外侧的肠系膜，稍向腹侧及外侧牵拉，IMA、LCA**、IMV形成一个面状展开。

助手左手钳子与右手钳子是交叉的，镜像效应下很难准确抓持目标组织。此时，术者钳子应当把需要抓取的组织递给助手钳子，有助于迅速展开术野。

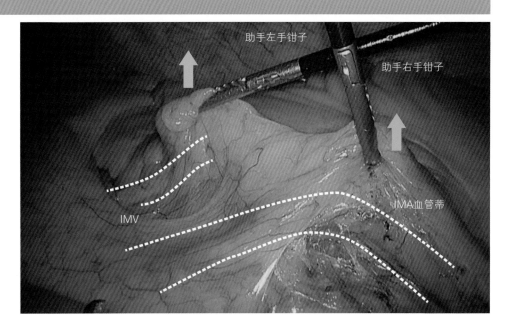

助手左手钳子　助手右手钳子

IMA血管蒂

IMV

Dissection

04 术者左手钳子张开，单侧钳子尖端从血管蒂后侧稍向腹侧抬血管蒂，或者是钳子抓拳状从血管蒂背侧向腹侧推IMA血管蒂，扶镜手从血管背侧观察固有肠系膜。IMA背侧有很多小血管，须用超声刀谨慎游离。

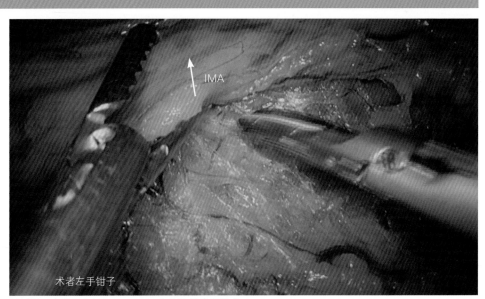

IMA

术者左手钳子

单侧钳子尖端从背侧把SRA-IMA抬向腹侧进行游离

▼

＊IMV：Inferior Mesenteric Vein，肠系膜下静脉
＊＊LCA：Left Colic Artery，左结肠动脉

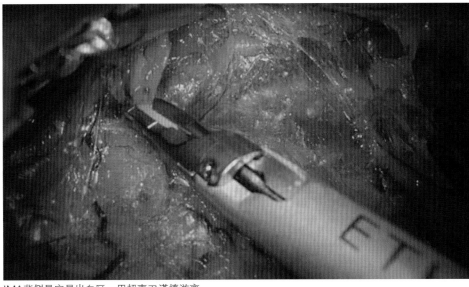

IMA背侧是容易出血区，用超声刀谨慎游离

▼

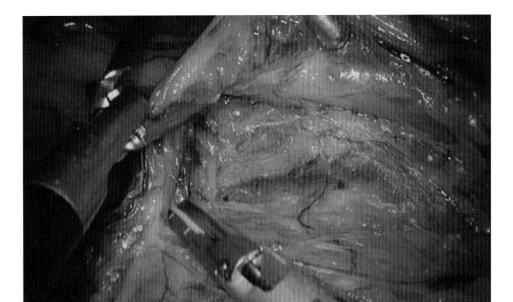

术者左手钳子

一点一点地钝性或锐性游离，将IMA内侧从后腹膜下筋膜游离开来

各
Detail
论

第6章

第7章

第8章

《《Cut 02

确定头侧的清扫界线，在IMV背侧游离出肾前筋膜

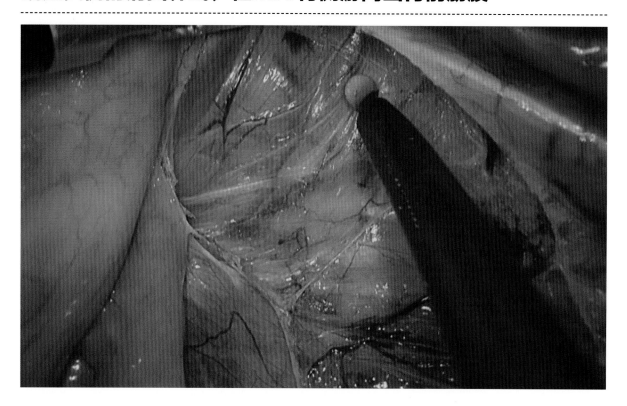

Exposure

与Cut 01的操作相同：助手右手钳子抓提IMA血管蒂。

Dissection

01 确定头侧的清扫界线，沿着该线，以IMV为解剖标志，切开腹膜。

术者左手钳子从IMV背侧推肠系膜，获得良好的肠系膜背侧空间。然后尽量保持在肠系膜层面游离，且确认肾前筋膜。紧贴IMV的背侧是保证层面正确的关键。

在这个层面最容易找到肠系膜与肾前筋膜之间的游离层面。如果在游离其他部位时很难找到正确层面，可以回到IMV背侧。

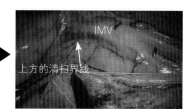

用平铲电刀钝性分离腹膜背侧的脂肪组织

以IMV为解剖参照，切开腹膜，确定淋巴结清扫头侧界线

02 让助手用钳子抓持IMV外侧的肠系膜表层，向腹侧牵引。头尾方向走行的毛细血管属于后腹膜侧的组织，术者用铲形电刀尖端将其向背侧游离。需要注意，助手钳子抓持IMV背侧组织不宜过多，否则可能会把后腹膜组织一块提起，不利于术中游离。

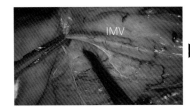

确认IMV背侧，鉴别肾前筋膜与肠系膜之间的间隙

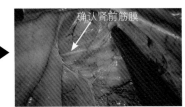

头尾方向走行的毛细血管属于后腹膜侧的组织，把该层组织向背侧游离，即可找到比较厚的肾前筋膜

≪ Cut 03

切断右侧腰内脏神经的结肠支，离断IMA

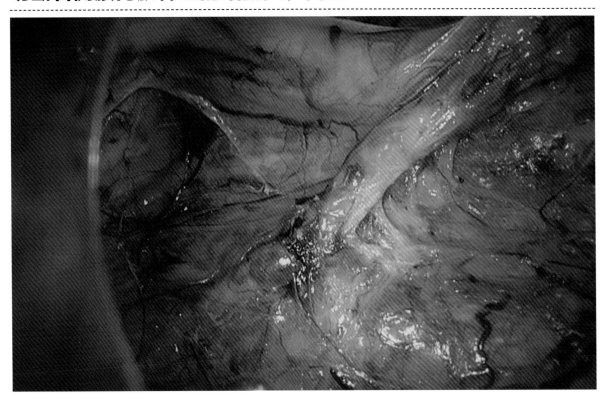

Exposure

01 助手右手钳子牵拉IMA根部，使IMA与腹主动脉成30°~45°。根据术野需要，逐渐向头侧移动助手右手钳子，以获得良好术野。

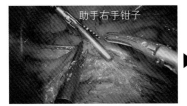

助手右手钳子逐渐向IMA根部移动

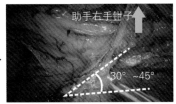

IMA与腹主动脉所成角应该为30°~45°，向IMA根部游离靠近，这个角度逐渐变大

各
论
Detail

第
6
章

第
7
章

第
8
章

Dissection

02 术者左手钳子抓持右侧腰内脏神经的结肠支牵向术者一侧，且尽量向腹侧牵拉IMA根部。此操作时由于IMA就在附近，注意超声刀的功能面不要损伤该血管。

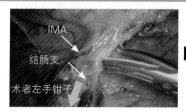

可以牵拉右侧腰内脏神经的结肠支，但是因其紧邻IMA，注意别损伤血管

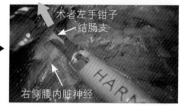

术者左手钳子把IMA根部附近向腹侧提升，确保IMA背侧组织有足够的空间，此时切断悬吊起来的右侧腰内脏神经的结肠支

03 切断右侧腰内脏神经的结肠支后，游离IMA背侧，此时，术者左手钳子抓持IMA根部头侧的组织或者IMA根部尾侧组织，处理IMA血管鞘。

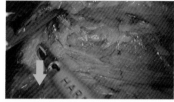

IMA根部的背侧是比较容易出血的区域，需要细心地游离

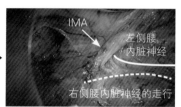

游离IMA根部的右侧背侧后，即可离断右侧腰内脏神经

04 超声刀的非功能面沿着IMA血管鞘间隙一点一点地切开血管鞘组织，一直到达IMA血管左侧。

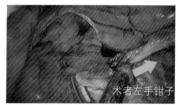

在IMA根部的腹侧置入超声刀的非功能面，切开血管鞘，注意不要损伤IMA

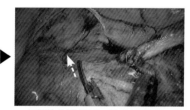

一直保持住该层面，继续用超声刀的非功能面滑入血管鞘，切开腹侧血管鞘。显露出IMA，但要轻柔操作，不然可能造成血管外膜细小血管（箭头）损伤，引起不必要的出血

05 IMA根部以及背侧充分游离后，游离钳在处理IMA根部时就比较顺利了。在IMA中枢侧用双血管钛夹夹闭，离断IMA。

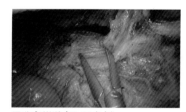

用分离钳游离IMA左侧

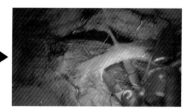

IMA背侧足够游离之后，处理起来就容易很多。但是游离钳操作动作太粗鲁的话，也可能引起背侧小血管不必要的出血

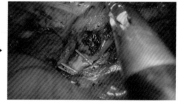

中枢侧IMA，用双血管钛夹夹闭，离断IMA

第6章

第3节

血管处理后的
内侧游离

　　离断 IMA 之后的内侧游离，向腹侧牵拉 IMA 断端，处理 IMA 左侧腰内脏神经的结肠支。在 IMA 背侧与肾前筋膜之间游离，直到降乙交界处附近，为外侧游离做充分准备。

Camera Blocking

1 在适当位置切断IMA周围的左侧腰内脏神经的结肠支
2 游离IMV背侧的肾前筋膜
3 降乙交界处附近的内侧游离

≪≪Cut 01

在适当位置切断IMA周围的左侧腰内脏神经的结肠支

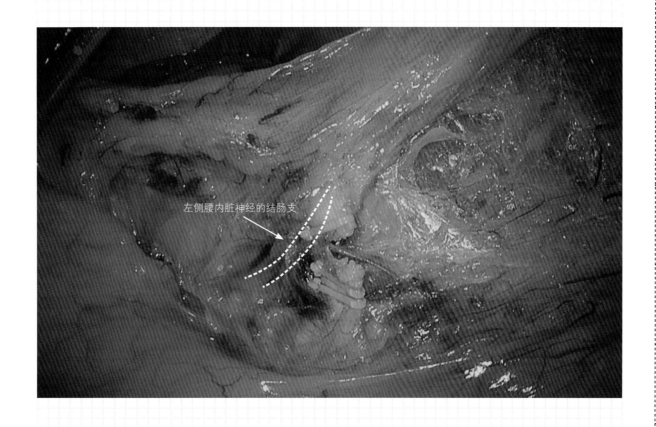

左侧腰内脏神经的结肠支

各
论
Detail

第
6
章

第
7
章

第
8
章

Exposure

01 助手钳子延续之前一幕的术野展开操作，术者左手钳子抓持IMA断端末梢侧附近，向腹侧提拉。

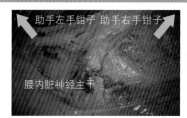

助手两把钳子相互交叉，提起肠系膜

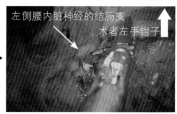

术者左手钳子抓持IMA断端末梢，向腹侧提拉。这样可以很好地显露左侧腰内脏神经的结肠支

Dissection

02 在IMA断端附近切断左侧腰内脏神经的结肠支

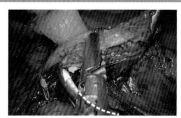

术者右手钳子从左手背侧通过

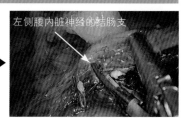

在IMA断端附近切断左侧腰内脏神经的结肠支

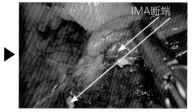

切断结肠支后，向腹侧提升IMA断端，左侧腰内脏神经分出的上腹下神经丛神经纤维可以很好地保留下来

⟪ Cut 02

游离IMV背侧的肾前筋膜

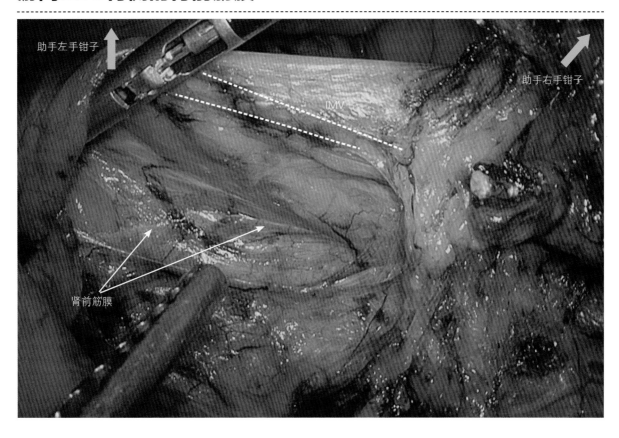

Exposure

01 IMV背侧游离层比较容易分清。助手两把钳子一直交叉的话，会比较吃力，此时术者钳子应该把需要夹持的组织传递给助手钳子。

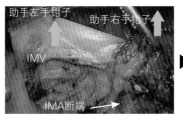

助手右手钳子抓持IMA断端附近，向腹侧牵引。交叉中的左手钳子可以抓持IMV外侧的系膜，向腹侧用力牵拉

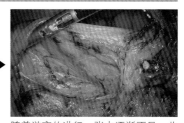

随着游离的进行，张力逐渐不足，此时助手左手钳子可以插入肠系膜头侧，向腹侧挑起，这个操作是比较难的。一般来说，术者先把左手钳子伸入肠系膜后侧张开，然后让助手钳子跟着同样的方向接过抓持点，形成一个圆顶形的术野展开

Dissection

02 沿着IMV向头侧延长游离至胰腺下缘。注意不要损伤胰腺，因为很多时候是看不见胰腺实质的。延长切开IMV右侧的肠系膜，这样会有更多开放空间，便于内侧游离。如果行脾曲游离，则可沿着该术野一直游离下去。

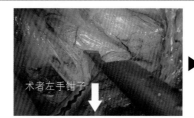

术者左手钳子向术者方向牵拉肾前筋膜

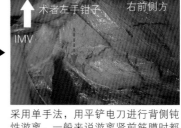

助手钳子继续伸入深处，向腹侧挑起，注意力度适当，不要损伤肠系膜血管

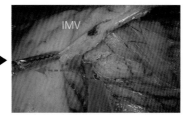

沿着IMV向头侧切开肠系膜，扩大空间

采用单手法，用平铲电刀进行背侧钝性游离。一般来说游离肾前筋膜时都是用双手法锐性游离。但是有时候用单手法，即术者左手钳子尖端张开挑起肠系膜向腹侧及外侧推，术者右手用平铲电刀或者超声刀钝性游离肾前筋膜，如果动作较为粗鲁，可能很容易引起小血管出血

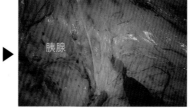

头侧游离到胰腺下缘水平，但不是每个病例中都可看到胰腺，充分游离到胰腺下缘，更方便进行脾曲游离

《《Cut 03

降乙交界处附近的内侧游离

01 降乙交界处附近因为粘连比较紧密，很难找到正确的层面。因此头侧游离出来正确的层面后要一直保持向尾侧延续。此时助手两手钳子交叉，保持肠系膜上方有足够张力。

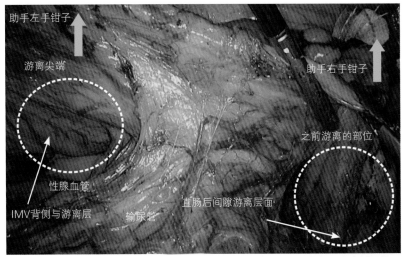

助手右手钳子向腹侧牵引尾侧的肠系膜，助手左手钳子伸到肠系膜背侧，向腹侧提拉，使肠系膜形成圆顶状张力，扩大肠系膜后侧空间

02 向背侧游离肾前筋膜。如果进入了正确的层面，那么生殖血管表面会有一层肾前筋膜覆盖着。

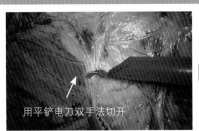

用平铲电刀双手法切开

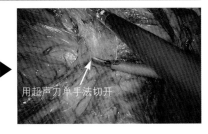

用超声刀单手法切开

双手法及单手法游离

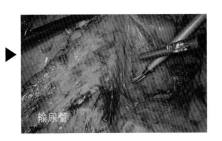

输尿管

各
论
Detail

第
6
章

第
7
章

第
8
章

第6章

第4节

外侧游离

本章节解说内侧游离后外侧游离降结肠及乙状结肠时的要点。从切开黄白交界线（Monk's White Line）开始，继续把肾前筋膜从降结肠游离开来，与内侧游离层相交通。本文着重讲解面的展开、悬空游离等基本技术。

Camera Blocking

1 向脾曲方向切开降结肠外侧的黄白交界线，游离降结肠
2 把降结肠从肾前筋膜游离开来，与内侧游离层相交通
3 游离降乙交界处附近的生理融合处

≪Cut 01

向脾曲方向切开降结肠外侧的黄白交界线，游离降结肠

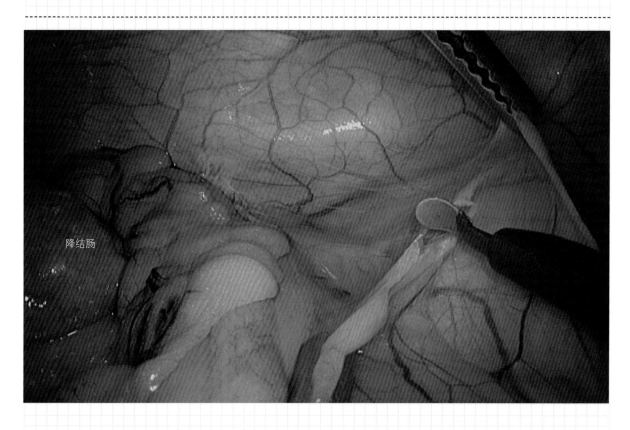

降结肠

Exposure

01 从降乙交界处附近的生理融合点外侧开始游离。也就是说，应当从粘连比较少的地方开始游离。

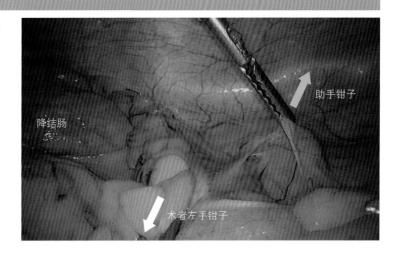

Dissection

02 有意识地保持张力，沿着黄白交界线向头侧切开腹膜。此时助手右手钳子牵开外侧腹膜即可，等游离到稍微靠近脾曲时，助手两把钳子向腹侧牵开降结肠，且术者左手钳子抓持的组织也要稍微抬起，以防止右手的电刀损伤背侧组织（Off the Ground*）。

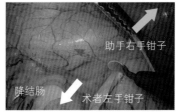 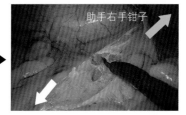

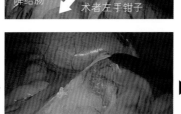 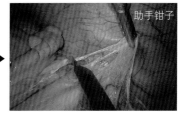

张力不足时，术者钳子抓持壁侧腹膜将其交给助手钳子

＊：Off the Ground，悬空技术，即切开腹膜时，为了避免损伤膜后的组织，稍微有意识地向腹侧牵拉膜，留一部分背侧空间

各
论
Detail

第
6
章

第
7
章

第
8
章

《《 Cut 02

把降结肠从肾前筋膜游离开来，与内侧游离层相交通

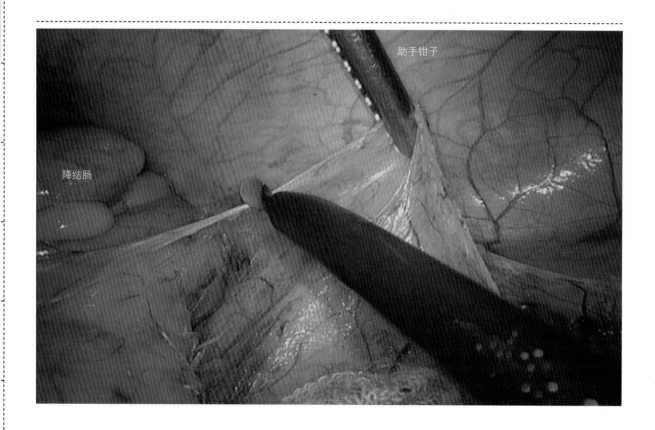

助手钳子

降结肠

Exposure

01 助手钳子向腹侧牵拉肾前
筋膜，内侧游离充分的
话，外侧游离时只须切开一层膜就
可以与内侧游离层相交通。

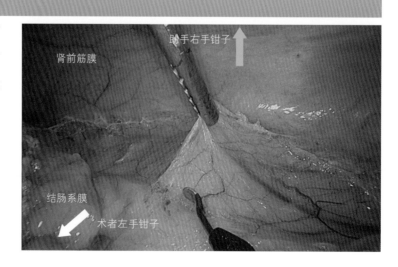

肾前筋膜

助手右手钳子

结肠系膜

术者左手钳子

Dissection

02 把降结肠从肾前筋膜游离出来，与内侧游离层相交通。

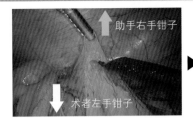

助手右手钳子抓持肾前筋膜，或者向腹侧牵引壁侧腹膜

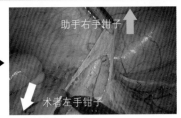

与内侧游离层相交通

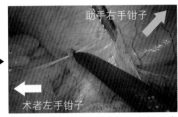

有意识地扩大肠系膜背侧的空间（应用Off the Ground）。也就是说两把钳子相互交错牵引，使组织能够处于悬空状态，这样可以为电刀切开时成就一个比较疏松的间隙。这项技术对于单极电刀的点状切开是非常有用的

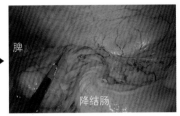

游离脾曲

≪ Cut 03

游离降乙交界处附近的生理融合处

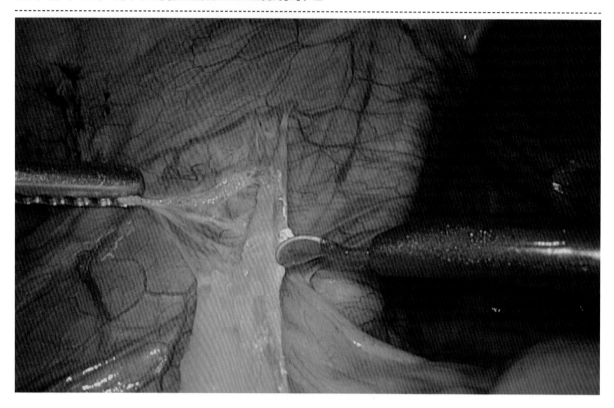

Exposure

01 牵引粘连处附近的组织，与术者钳子抓持的组织间形成对称张力

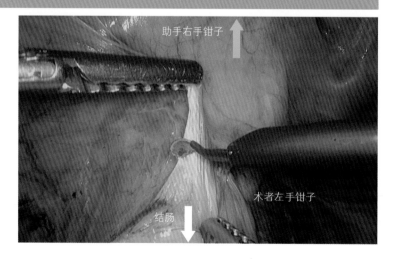

助手右手钳子

术者左手钳子

结肠

Dissection

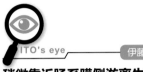 切开点位于生理融合处1mm
左右肠系膜侧，这样不容
易损伤壁侧腹膜，且易游离。

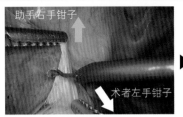

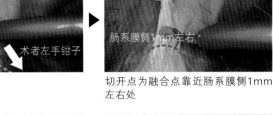

切开点为融合点靠近肠系膜侧1mm
左右处

ITO's eye ——伊藤之眼

稍微靠近肠系膜侧游离生理融合处

游离肠系膜与壁侧腹膜生理融
合处时，稍微向肠系膜侧1mm左右
切开为宜，这样既可以保证游离层
的完整性，也可以防止电刀损伤背
侧的生殖血管。

如果是在融合界面游离，则很
容易进入外侧，使游离层越过肾前
筋膜。

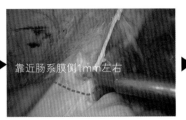

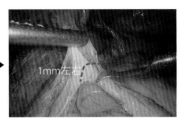

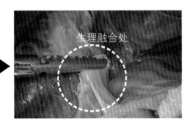

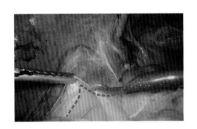

Pitfall

如何应对术中降结肠边缘血管被离断

左侧结肠切除时，需要游离降结肠以及横结肠。有时可
能出现边缘血管损伤，或者因为先天性的边缘血管交通阙如
导致血流不畅。行超低位直肠前切除或者括约肌肌间切除
时，需要保证口侧肠管有足够的血运，如果术中出现左侧结
肠血运较差或者吻合口紧张，则需要游离脾曲，保证横结肠
能够有足够长度，且结肠中动脉血供足够，这样可以回避术
后不必要的麻烦。此外，最近发现，吲哚菁绿（ICG）静脉
注射后，可以用红外线对血运进行评价，术中可以立刻识别
出吻合口侧的肠管血运良好与否。

各
论
Detail

第
6
章

第
7
章

第
8
章

第6章

第5节

脾曲游离

　　脾曲游离分3步进行解说。根据患者的体形、必要肠管长度、手术方式的不同而异，并不是全部情况都需要游离脾曲。结肠肛门吻合的话，从降低吻合口紧张度来说，可以考虑游离脾曲。

Camera Blocking

1 外侧游离
2 切开网膜囊
3 IMV的处理、横结肠系膜的处理

脾曲的肠管走行以及各种解剖状态所采取的入路方式

　　脾曲游离时，根据弯曲部的顶点位置以及有无大网膜粘连，或者腹膜粘连程度等不同，其难度也相差很大。笔者所在科室根据脾曲的解剖为游离脾曲进行定型化手术。

　　A–1型：最简单型，一般仅靠外侧游离即可全部游离脾曲。

　　A–2、B–1型：单独靠外侧游离很难，需要开放网膜囊到脾曲

　　B–2型：最困难型，需要外侧游离加网膜囊游离。

●根据脾曲顶点分类

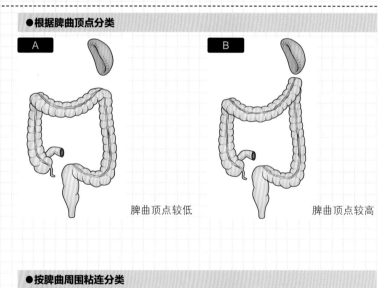

脾曲顶点较低　　　　　　　脾曲顶点较高

●按脾曲周围粘连分类

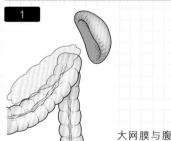
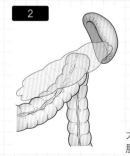

大网膜与腹　　　　　　　　大网膜与腹
膜粘连较少　　　　　　　　膜粘连较多

≪ Cut 01

外侧游离

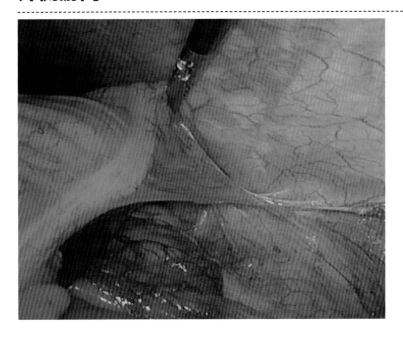

Exposure

01 助手向腹侧、内侧提升牵引结肠系膜，这时可见切开线更清晰。逐渐可见脾脏。

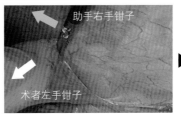

借助术者两把钳子展开术野

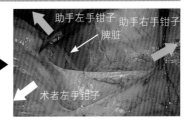

Dissection

02 术者左手钳子保持张力，向头侧游离，确认脾脏之后，在其尾侧切断脾结肠韧带。

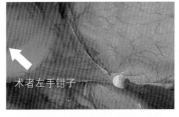

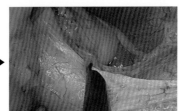

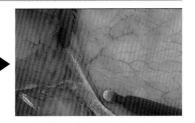

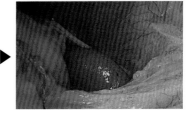

各
论

Detail

第
6
章

第
7
章

第
8
章

⫷⫷⫷ Cut 02

切开网膜囊

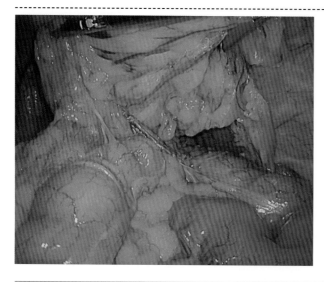

Exposure

01 助手钳子向腹侧牵拉大网膜，显露出大网膜的结肠附着点。大网膜附着点靠近降结肠的话，可以事先从外侧游离降结肠。

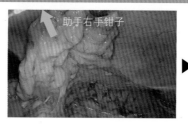

助手右手钳子

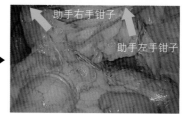

助手右手钳子

助手左手钳子

因为该术野为镜像效应下的术野，助手很难准确地抓持大网膜，因此，术者钳子应该及时把需要抓持的大网膜交给助手钳子

Dissection

02 切开大网膜的结肠附着点，就可以沿着网膜左侧开放网膜囊。从网膜囊逐渐切开大网膜的结肠附着点，就可以完全游离脾曲。

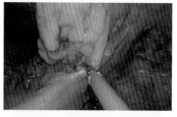

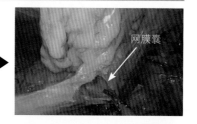

网膜囊

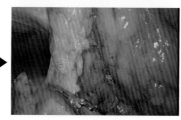

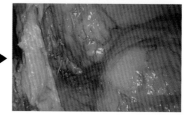

B-2型（大网膜附着在降结肠）经网膜囊入路

大网膜附着点在降结肠的话，需要一开始就打开网膜囊，使其与外侧游离层相交通，以达到完全的脾曲游离。

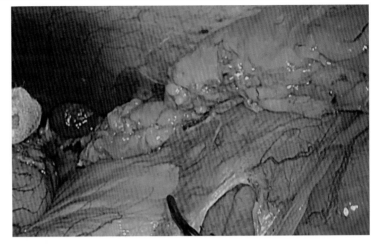

Exposure

01 可以透见内侧游离时放置的纱布。

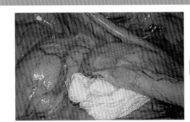

内侧游离时放置在胰腺下缘的纱布

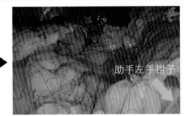

助手左手钳子

助手左手钳子向尾侧牵引横结肠系膜，在胰腺下缘确定纱布位置

Dissection

02 以胰腺下缘的纱布为标志，用超声刀切开尾侧的横结肠系膜起始根部，与内侧游离层相交通。从横结肠系膜的起始部向脾结肠韧带方向切开，脾曲自然而然就被完全游离了。

脾曲4种型号：A-1、A-2、B-1、B-2。各种型号的脾曲游离方法不一定都一样，学会经网膜囊的游离方法，在遇到复杂的脾曲游离时，就会多一种选择方法。

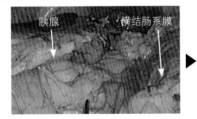

胰腺　横结肠系膜

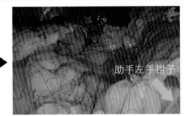

与内侧游离层相交通

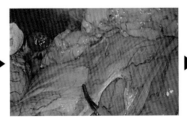

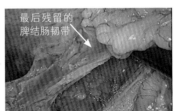

最后残留的脾结肠韧带

≪ Cut 03

IMV的处理、横结肠系膜的处理

将完全游离后的左侧结肠直线化后，从内侧往外侧逐渐切开结肠系膜以及IMV中枢侧。

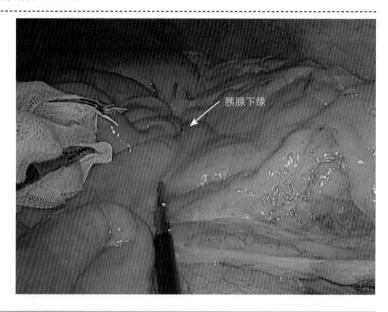

胰腺下缘

Exposure

01 助手右手钳子向尾侧—腹侧牵拉IMV的末梢侧肠系膜，助手左手钳子交叉牵引着IMV外侧的结肠系膜向腹侧展开，显露出无血管区。

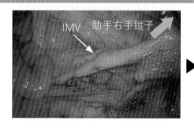

IMV　助手右手钳子

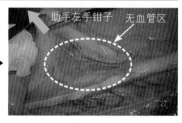

助手左手钳子　无血管区

Dissection

02 在胰腺下缘附近可见流入IMV的静脉分支，根据结肠系膜的游离效果，决定是否切断其静脉流入支。也可以切开IMV外侧无血管区，但是注意勿损伤边缘动脉。

最后，等待脾曲完全游离之后，横结肠左侧也可以直线化，将其牵向骨盆，确定有无张力。

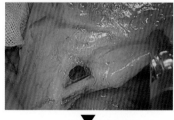

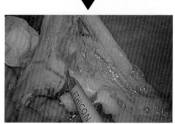

也可以切开系膜到箭头处。注意勿损伤横结肠左侧至降结肠的边缘动脉

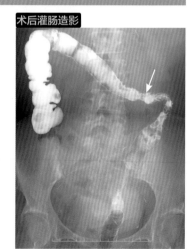

术后灌肠造影

脾曲被充分游离

口侧结肠游离的3个条件

ISR时需要保证肠管有良好的血运以及足够的长度，需满足以下3个条件：

（1）IMA 高位结扎。

（2）IMV高位结扎。

（3）脾曲完全游离。

LAP-ISR（87例）	脾曲游离且IMV高位离断（15例）	脾曲游离无（72例）	P
术后吻合不全	0（%）	9（12.5%）	0.057

我们可以参考下图，与IMV并行的弯曲动脉（Meandering artery，或称Riolan血管弓）存在的话，一旦切断弯曲动脉，就可能造成脾曲附近的边缘动脉缺血，最终导致左侧结肠缺血。该边缘动脉缺血区域则称为格里菲斯点（Griffiths点）。

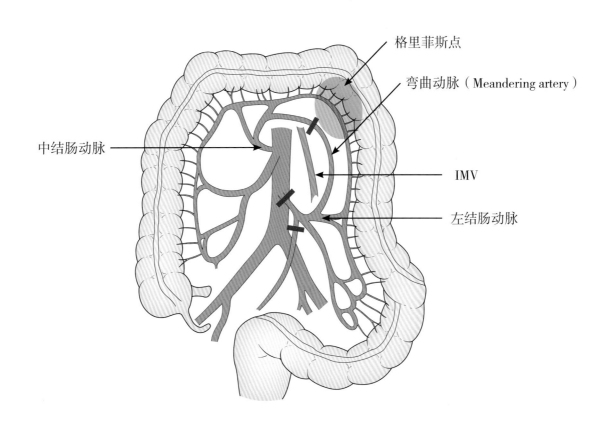

各
论
Detail

第
6
章

第
7
章

第
8
章

Note

术中血流可视化

大肠外科最重大的并发症就是术后吻合口漏。究其原因，吻合口肠管血运是重要因素。ICG荧光造影法是更加客观地评价血运的方法，可替代传统的外科医师主观观察法。

《 ICG荧光造影法在术中肠管血运评价中的应用

结直肠疾病手术时，吻合口漏是严重的并发症之一。吻合口漏的发生与患者因素、肿瘤因素、手术因素等多种因素有关，其中吻合口血运状况是最为重要的因素之一。

现在吻合口肠管的血运状况多数是靠外科医师主观判断，观察肠管颜色等，但是其信赖度比较低。如何才能够客观地评价肠管的血运呢？近年来，消化道手术中ICG被广泛地应用于检测肠管血运。

大肠手术的术后吻合口漏发生率一般在10%左右。Jafari等在左侧大肠手术时，吻合前应用了ICG进行荧光造影，用以评价肠管血运（PILLAR II 试验）。

ICG判定为血运不佳时，对口侧肠管追加切除，结果使得吻合漏发生率减低至1.4%。

ICG荧光造影法，作为一个可以客观评价肠管血运的方法从此备受关注了。

Note

用ICG荧光造影法评价预定吻合处的肠管血运

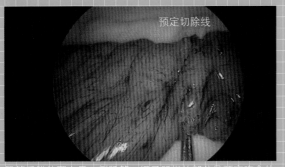

预定切除线

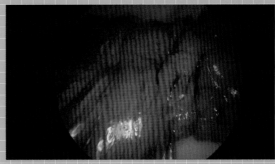

肠管系膜处理之后口侧肠管，镊子所指的部分是预定吻合处　　吻合口周围显影良好

参考文献

[1] Snijders HS, Wouters MW, van Leersum NJ, et al. Meta-analysis of the risk for anastomotic leakage, the postoperative mortality caused by leakage in relation to the overall postoperative mortality. Eur J Surg Oncol.

[2] Kingham TP, Pachter HL. Colonic anastomotic leak:risk factors, diagnosis, and treatment. J Am Coll Surg. 2009 Feb;208(2):269-278

[3] Karliczek A, Harlaar NJ, Zeebregts CJ, et al. Surgeons lack predictive accuracy for anastomotic leakage in gastrointestinal surgery. Int J Colorectal Dis. 2009 May;24(5):569-576.

[4] Jafari MD, Wexner SD, Martz JE, et al. Perfusion assessment in laparoscopic left-sided/anterior resection (PILLAR II): a multi-institutional study. J Am Coll Surg. 2015 Jan;220(1):82-92.

[5] Boni L, Fingerhut A, Marzorati A, et al. Indocyanine green fluorescence angiography during laparoscopic low anterior resection: results of a case-matched study. Surg Endosc. 2016 Aug

[6] Pommergaard HC, Gessler B, Burcharth J, et al. Preoperative risk factors for anastomotic leakage after resection for colorectal cancer: a systematic review and meta-analysis. Colorectal Dis. 2014 Sep;16(9):662-671.

第1节

第2节

第3节

第4节

第5节

第6节

各
论
Detail

第
6
章

第
7
章

第
8
章

第6章

第6节

直肠左侧游离

　　游离直肠周围时，需要注意的是，右侧及直肠后间隙已经游离完，剩下的是直肠左侧壁。操作时需要注意别损伤左侧腹下神经。

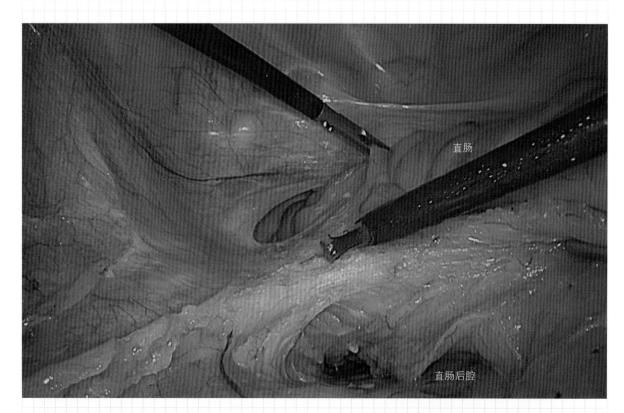

直肠

直肠后腔

Camera Blocking

1 把直肠从骨盆牵引出，使直肠后腔显露出来，切开左侧腹膜
2 沿着海绵状层靠近直肠系膜侧并切开，确保直肠固有筋膜完整

≪≪ Cut 01

把直肠从骨盆牵引出，使直肠后腔显露出来，切开左侧腹膜

Exposure

01 术者钳子需要把直肠尽可能地直线化，使直肠后腔可视化。

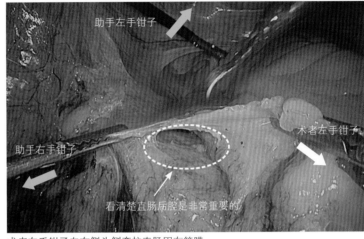

术者左手钳子向右侧头侧牵拉直肠固有筋膜

Dissection

02 切开的目标线是左侧肠系膜附着点5~10mm偏向肠系膜侧的腹膜，一直向尾侧延伸到骶生殖襞。

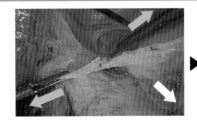 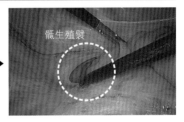

游离到了左侧

　　如之前所述，如果直接从右侧一直游离到了左侧，那么这个环节只需要切开腹膜即可。直肠左侧的游离，很大程度上根据直肠后腔的游离状态而异。

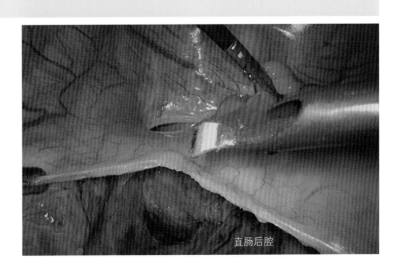

各
论
Detail

第6章

第7章

第8章

<<< **Cut 02**

沿着海绵状层靠近直肠系膜侧并切开，确保直肠固有筋膜完整

助手左手钳子

直肠

术者左手钳子

直肠固有筋膜

助手右手钳子

直肠后腔

Exposure

01 把直肠牵向右侧及头侧，
显露出游离层面。

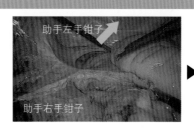
助手左手钳子
助手右手钳子

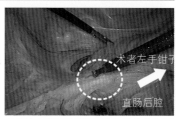
术者左手钳子
直肠后腔

术者左手钳子适当调整牵引方向以及
力度，使得游离层面显露出来

Dissection

02 紧贴着直肠固有筋膜向尾侧游离。

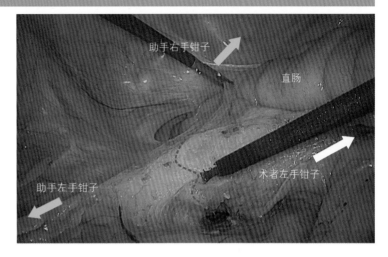

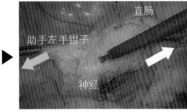

注意别损伤左侧腹下神经，钳子不能
直接夹神经以防止损伤

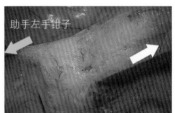

术者左手钳子适当调整力度与方向，
一直延长切开至骶生殖襞

第7章

TME

（Total Mesorectal Excision）

TME 是 Heald 等 1986 年首次在 Lancet 提出的，是直肠癌手术中最重要的技术之一。遵循正确的层次，确保完整的环周切缘可以减少局部复发。骨盆内的解剖比较复杂，特别是男性骨盆较为狭小，如何能够确切地进行 TME，必须对术野展开以及游离方法进行定型化。

日本国立癌研究所东院的TME顺序如下：

（1）前壁 ①（切开腹膜反折，游离精囊腺或阴道附近）。

（2）右侧壁（游离骨盆神经丛）。

（3）左侧壁（游离骨盆神经丛）。

（4）前侧壁（游离NVB周围）。

（5）后壁（切断Hiatal Ligament*）。

（6）前壁 ②（游离前列腺或阴道远端）。

使用戳卡与术者、助手的位置

术者站在患者的右侧，患者右侧腹部以及右下腹部置入2个戳卡，左侧腹部置入1个戳卡，耻骨联合上置入1个戳卡。如果是进行右侧侧方淋巴结清扫，需要在左下腹放置1个戳卡。耻骨联合上方的戳卡是用于肠钳或者延长小切口取出标本用的。可以用5mm戳卡，也可以用12mm戳卡。

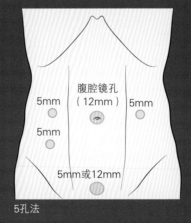

5孔法

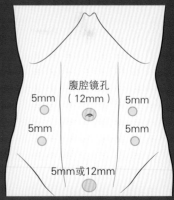

6孔法

*Hiatal Ligament：尾骨与直肠相连的平滑肌组织（ShafiK. 1999 .World J Urol）。

≪ 耻骨上戳卡的优点

腹腔镜手术中需把直肠牵向头侧并且保证足够张力，这样才能够有利于找到正确的游离层面。牵引直肠的戳卡一般会选择放置在左下腹或者是耻骨上。

耻骨上放置戳卡的优点是：

（1）左右对称，容易操作。

（2）左右牵拉都不会影响术野操作。

（3）利用耻骨上12mm戳卡可置入切割闭合器或大的肠管夹，抓提肠管比较稳定。

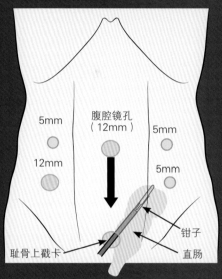
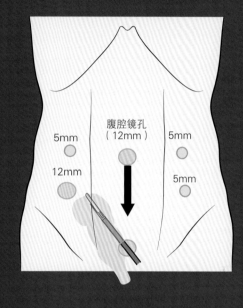

耻骨上戳卡的钳子不管是向左还是向右都不会妨碍视野

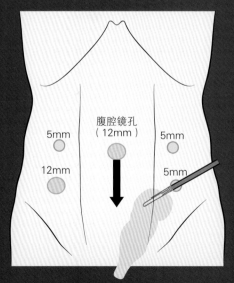
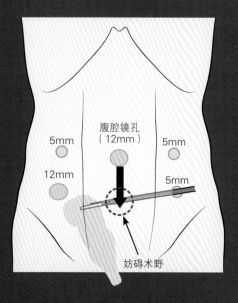

左下腹戳卡牵引直肠偏向右侧时，很容易妨碍术野（右图）

第7章
TME（Total Mesorectal Excision）

《 肠钳的使用方法

　　耻骨上戳卡有利于肠钳牵引肠管，且保持足够恒定的张力，这样才有利于TME的游离层面显露。钳子可以采用5mm的，也可以用10mm的，但是一般10mm的更加稳定。5mm的钳子仅用于肠管较细的女性或者是手术难度不是太大的病例。

　　肠钳抓持的部位以直肠骶岬位置为宜。太过于靠近肛门侧，则妨碍术野；太靠近头侧，则有可能使直肠牵引张力不够，或者可能干扰术者左手操作。

　　一旦抓提好肠管后，一般不轻易地换位置。但是到直肠低位游离时可以适当地向肛门侧移动，这样有利于把肠管向腹侧牵拉，利于术野展开。

　　有时候钳子可能会损伤肠管，因此尽量是抓提将要切除的肠管。当然，应该避开肿瘤附近。

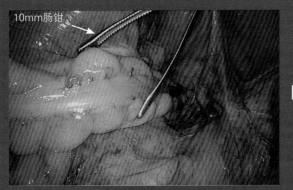

抓提骶岬附近的肠管

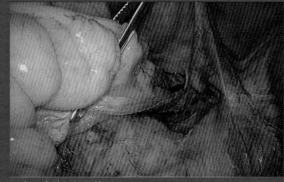

用力适度地抓提肠管

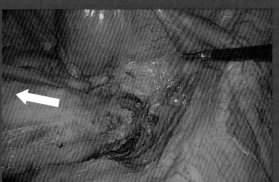

向左侧头侧牵引

向右侧头侧牵引

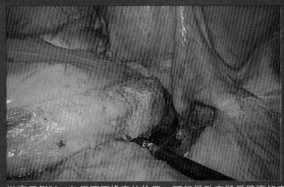

游离后侧时，如果不更换牵拉位置，可能导致直肠后壁不能直线化，影响操作

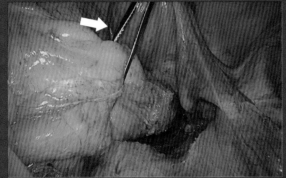

牵拉位点向肛门侧稍微移动一段距离，再向腹侧头侧抓提直肠

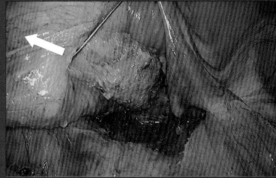

后壁的空间就要大许多

第1节
第2节
第3节
第4节
第5节
第6节
第7节
第8节

各
Detail
论

第6章

第7章

第8章

第7章

第1节

前壁①

直肠左侧系膜游离结束后，切开腹膜反折，在精囊腺、阴道与直肠间游离。首先一定程度上游离直肠前壁，这样给之后游离侧壁及前侧壁提供参照。

Camera Blocking

1 向头侧正中央牵引直肠
2 切开腹膜反折
3 游离直肠与阴道间隙（女性）
4 游离直肠与精囊腺间隙（男性）

≪ Cut 01

向头侧正中央牵引直肠

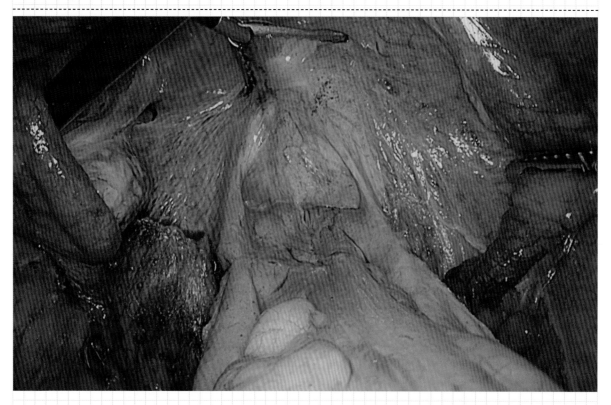

Exposure

01 将耻骨上戳卡放入肠钳，向头侧正中央牵拉直肠。

TME的操作中需要注意事项：

（1）向头侧充分牵拉直肠。

（2）没必要变换肠钳位置。

（3）保持持久稳定的直肠牵引力。

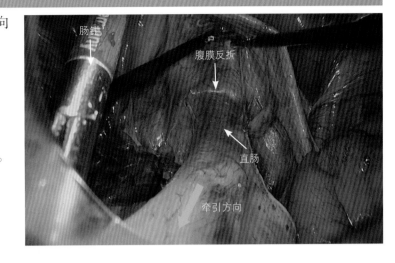

女性患者

子宫可能妨碍术野，一般用直针悬吊子宫于腹壁上。

从耻骨上戳卡的左侧插入直针，悬吊子宫的右侧，这样使子宫向左侧倾斜，有利于术野展开。

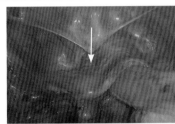

子宫

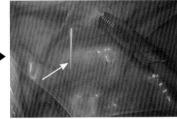

在耻骨上戳卡左侧插入直针

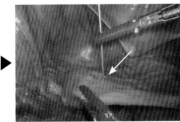

悬吊子宫右侧

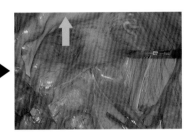

悬吊后的子宫

各
Detail
论

第
6
章

第
7
章

第
8
章

≪ Cut 02

切开腹膜反折

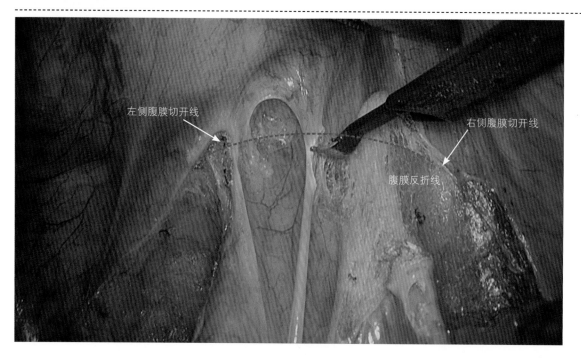

左侧腹膜切开线　　　　　　　　　　　　　右侧腹膜切开线

腹膜反折线

Exposure

01 术者钳子与助手钳子间的张力尤为重要。

　　TME前半部分，腹膜切开时助手单手钳子向腹侧牵引腹膜，随着游离的进展，助手双手钳子均可能用于面状展开。

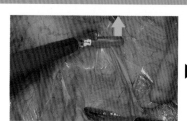 ▶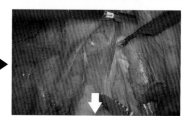

助手张开钳子向腹侧牵开腹膜　　术者左手钳子抓提直肠前壁的腹膜或者张开钳子向背侧头侧牵引直肠

Dissection

02 切开腹膜反折，使左、右腹膜切开线连起来。

03 根据肿瘤位置及浸润深度，适当调整切开线。比如对于在Rba前壁的肿瘤，切开线可适当向腹侧靠近。

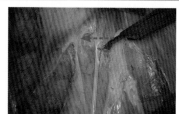 ▶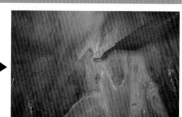

仅切开腹膜即可　　　　　　连接左、右腹膜切开线

第1节

第2节

第3节

第4节

第5节

第6节

第7节

第8节

✓ Check Point

- 确认好腹膜反折凹陷。
- 不太清楚腹膜反折凹陷时，稍微放松直肠牵拉力度。

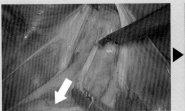
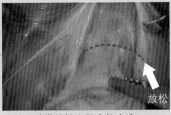

牵拉使得很难辨别腹膜反折凹陷　　此时，稍微放松直肠牵拉力度

Pitfall

（1）看不清腹膜反折线或者肿瘤过大，可能导致难以鉴别腹膜反折位置。

（2）如果觉得切开层面总不对劲，那很可能是偏移了正确的位置，需要再次确定。

（3）如果术中出血，则很多时候是因为靠近精囊腺或者偏向阴道了。

≪≪ Cut 03

游离直肠与阴道间隙（女性）

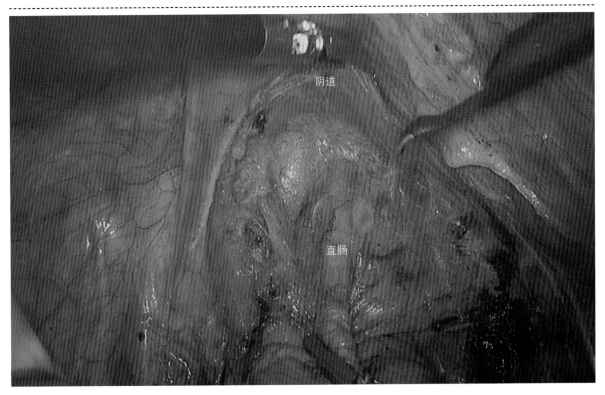

各
论
Detail

第
6
章

第
7
章

第
8
章

Exposure

01 助手钳子向上推阴道后壁，随着游离的推进，与游离面保持适当距离，逐渐向肛门侧移动。

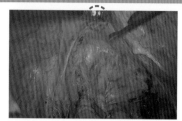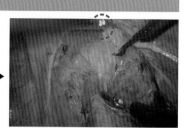

助手钳子推阴道壁的位置不断向尾侧移动，术者左手钳子向背侧以及头侧压直肠前壁

Dissection

02 术者左手钳子向背侧头侧压直肠前壁。

03 右手单极电铲垂直地锐性切离直肠阴道间的纤维组织，随着游离进展，适当调整电刀角度。

04 沿着腹膜反折游离3~5cm之后，即到达肛门管上缘高度，此时前壁游离即可停止。没有必要在这个环节过于游离前壁，因为等侧壁以及后壁游离之后，再回到前壁，术野更加良好。女性前壁游离的解剖终点为阴道后壁静脉丛。

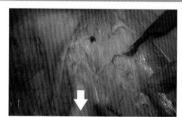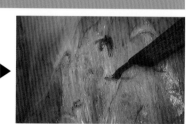

术者左手钳子张力　　　　　　　　　用电刀垂直切断每根纤维

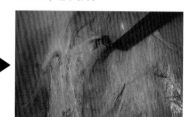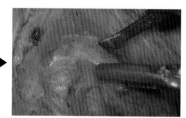

偶尔钝性游离　　　　　　　　　　　充分显露阴道后壁

⫷ Cut 04

游离直肠与精囊腺间隙（男性）

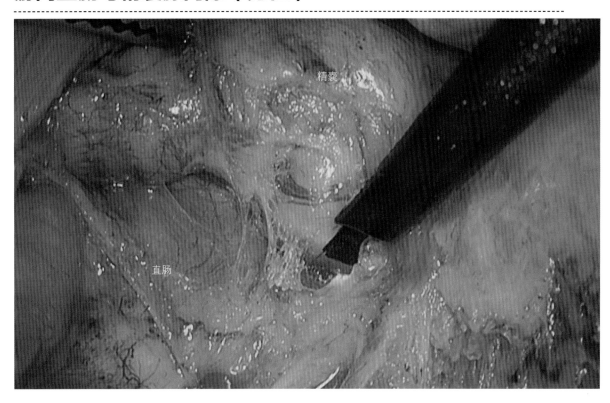

Exposure

　　注意别损伤精囊腺。抓提精囊腺附近的膜，或者张开钳子推开精囊腺。

Dissection

01 　男性的邓氏筋膜一般较易辨别。根据肿瘤的浸润深度，决定是保留还是切除邓氏筋膜。

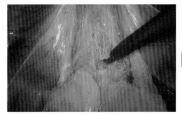

保留邓氏筋膜于精囊腺侧

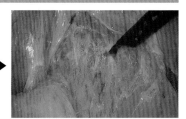

未显露精囊腺

02 　游离到精囊腺下缘，前壁游离即可暂停。等后壁及侧壁都游离后，再回到前壁，更加容易游离。

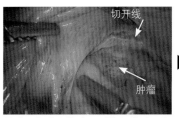

前壁浸润进展期癌，则靠近腹膜反折腹侧切开腹膜，使邓氏筋膜连同肿瘤可以一并切除

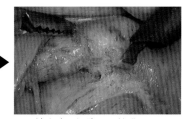

显露精囊腺，切除邓氏筋膜

▤ Note

直肠牵拉方法

向头侧牵拉直肠时，可以采用固定臂辅助，详细介绍见下图；

《 固定臂

　　固定臂是一种如蛇状的软金属管手术辅助器械，可以在任何位置固定手术钳子。且踩一下脚踩闸就可以完全解除固定状态，术者单手就可以进行各种调整操作。使用起来比较简单且安定性好。可以不用抓持肿瘤就可以很好地向头侧牵引直肠。

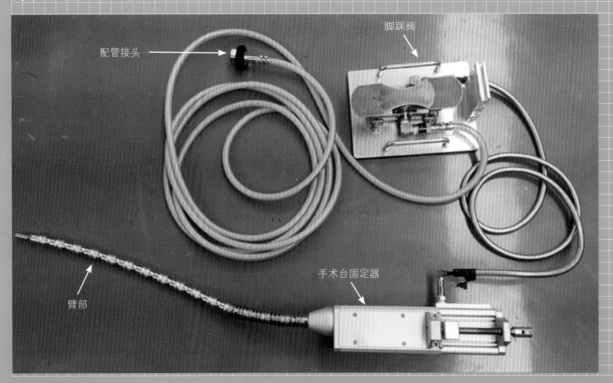

脚踩阀

配管接头

臂部

手术台固定器

Note

设定以及固定顺序

01 如图所示 固定在手术台上

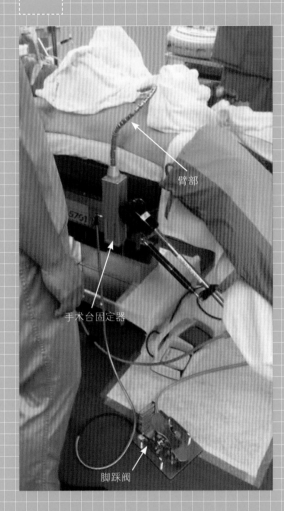

臂部

手术台固定器

脚踩阀

02 把钳子固定在臂上，5mm、12mm钳子都可以

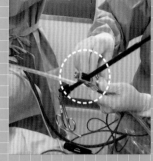

03 与固定臂相连的钳子从耻骨上戳卡放进腹腔，牵拉肠管后固定好

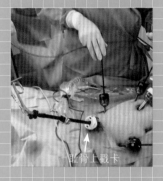

耻骨上戳卡

04 如果要改变牵拉方向，脚踩一下脚踩阀即可解除固定，调整方向，且可单手操作

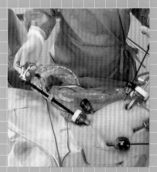

05 很容易调整牵拉方向

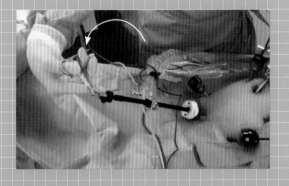

06 即便松手后，也可以固定稳当

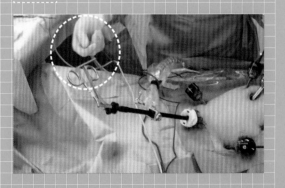

各
论
Detail

第
6
章

第
7
章

第
8
章

第7章

第2节

右侧壁

直肠前壁游离完之后，继续游离右侧壁。右侧壁涉及保留骨盆神经丛，是比较关键的部位。直肠固有筋膜与骨盆神经丛之间有骨盆神经丛直肠支以及直肠中动脉走行。很难像前壁以及后壁一样有疏松的海绵状组织层。可以参考前壁以及后壁游离线，设定切除界面。

Camera Blocking

1 显露右侧壁
2 游离骨盆神经丛
3 进入肛提肌上腔，显露盆底内筋膜

⟪ Cut 01

显露右侧壁

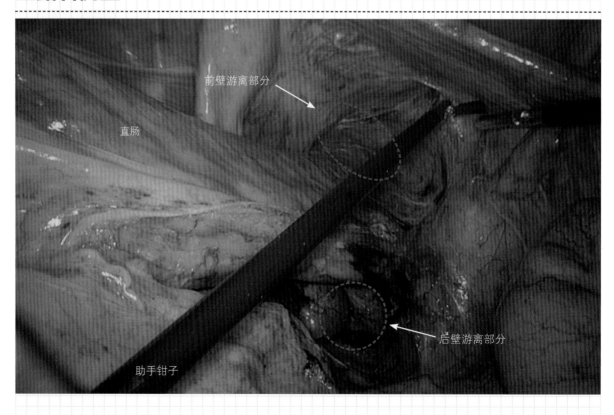

前壁游离部分

直肠

后壁游离部分

助手钳子

Exposure

01 肠钳从耻骨上戳卡向左侧牵引直肠。

02 确保直肠与骨盆神经丛之间有足够张力。

03 助手钳子抓持外侧腹膜或者张开钳子向腹侧尾侧推。保证前壁游离线术野良好。

04 女性卵巢可能落入术野中，助手用同一钳子把卵巢向外侧推。

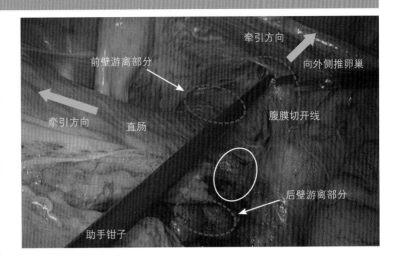

牵引方向
向外侧推卵巢
前壁游离部分
腹膜切开线
牵引方向
直肠
后壁游离部分
助手钳子

✓ Check Point

• 直肠是否充分向头侧牵引。

➡直肠牵引力度不够的话，游离层面很难界定。

各论 Detail

第**6**章

第**7**章

第**8**章

腹部6戳卡时

01 耻骨上戳卡的肠钳向头侧左侧牵拉直肠

02 助手两把钳子交叉，分别夹住前壁游离后的腹膜向腹侧牵拉。如图中所示，助手左手钳子提起直肠右前壁，助手右手钳子提起直肠左前壁。

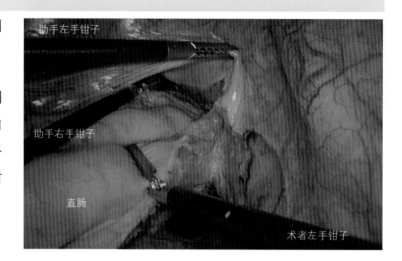

助手左手钳子

助手右手钳子

直肠

术者左手钳子

ITO's eye

伊藤之眼

助手钳子的位置及注意点

如下图所示，助手右手钳子提拉直肠右侧的话，会遮挡术野（左图），干扰术者右手器械，因此建议助手两手钳子交叉牵引。随着TME推进，助手钳子交叉可以很好地避免这些问题。

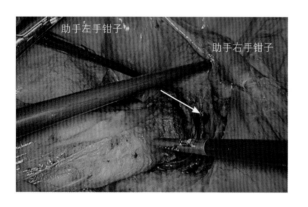

助手左手钳子

助手右手钳子

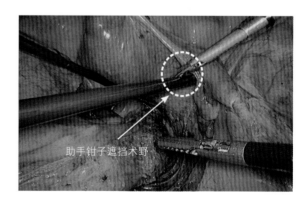

助手钳子遮挡术野

≪ Cut 02

游离骨盆神经丛

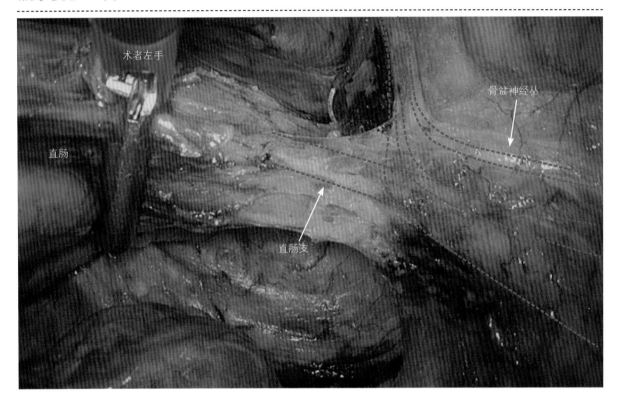

术者左手

直肠

直肠支

骨盆神经丛

Exposure

01 术者左手钳子张开，把直肠推向左侧头侧，使骨盆神经丛与直肠固有筋膜之间有足够张力。

02 向内侧肛门侧推直肠的话，会很难确认游离层面。因此向头侧牵拉直肠是关键，可以保证足够的张力，有助于确切找到游离层面。

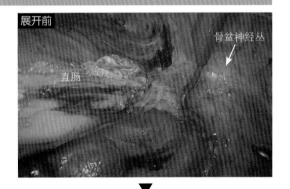

展开前

直肠

骨盆神经丛

▼

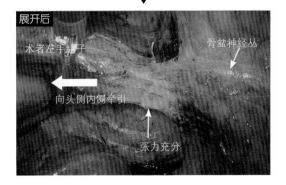

展开后

术者左手钳子

向头侧内侧牵引

骨盆神经丛

张力充分

各
论
Detail

第
6
章

第
7
章

第
8
章

Dissection

03 术者左手钳子保持充分张力，可以很好辨认骨盆神经丛的直肠支。

04 根据肿瘤所在部位以及浸润深度确定切除线。

（1）游离层面已超越肿瘤肛门侧时稍微靠直肠一侧游离，有强烈的神经保护意识。

（2）一部分骨盆神经丛合并切除的界线。

05 参考前壁以及后壁切除线，设定侧壁切除线。

06 切断直肠中动脉（参照99页）。

07 靠近直肠一侧处理直肠中动脉，因血管直径较细可以用电刀直接切断。但是在稍微远离直肠的部位，直肠中动脉较粗，需要用超声刀切断比较稳妥。因为一旦出血时，止血操作可能损伤骨盆神经丛。

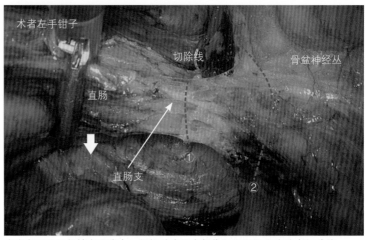

术者左手钳子保持充分张力，根据肿瘤所在部位以及浸润深度确定切除线

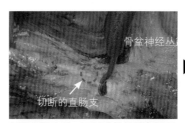

切断直肠支后，可见疏松的游离层面

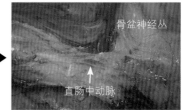

随着游离推进，确认直肠中动脉

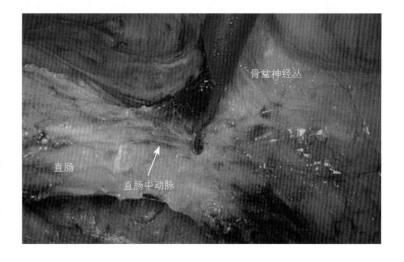

《《Cut 03

进入肛提肌上腔，显露盆底内筋膜

Dissection

01 切断骨盆神经丛的直肠支后，可见疏松游离层面。

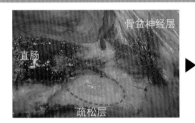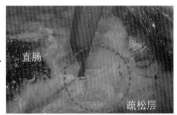

02 沿着这个疏松层面游离，广泛显露盆底内筋膜，这样右侧壁游离结束。

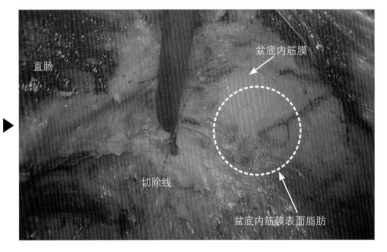

ITO's eye ──────── 伊藤之眼

肛提肌附近的游离层面

　　肛提肌附近的游离层面按由浅及深分为以下3层：

　　① 保留盆底内筋膜的脂肪层面；② 切除盆底内筋膜表面的脂肪层，显露出盆底内筋膜；③ 切除盆底内筋膜显露出肌纤维。

　　沿着直肠固有筋膜游离的话，一般可以保留盆底内筋膜表面的脂肪层。但是根据肿瘤进展度或者肿瘤位置，调整上述①~③游离层面。

　　如果选择③显露肛提肌纤维，则盆底内筋膜是肿瘤CRM的切除界线。

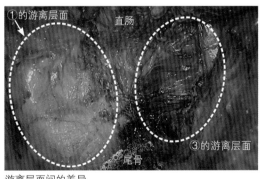

游离层面间的差异

第7章 左侧壁

第3节

　　直肠右侧壁游离结束后，参照前壁及后壁游离面，继续游离直肠左侧壁。

Camera Blocking

1 显露左侧壁
2 游离骨盆神经丛
3 进入左侧肛提肌上腔，显露出盆底内筋膜

《《Cut 01

显露左侧壁

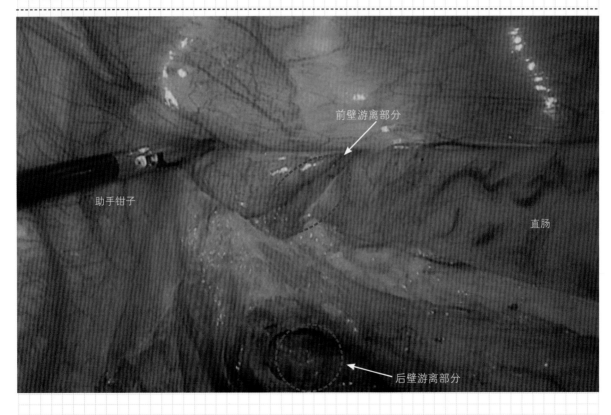

前壁游离部分

助手钳子

直肠

后壁游离部分

Exposure

01 肠钳从耻骨上戳卡向右侧牵引直肠。

02 确保直肠与骨盆神经丛之间有足够张力（圆实线），确认直肠后壁游离空间。

03 助手钳子抓持外侧腹膜或者张开钳子向腹侧外侧牵拉。保证前壁游离线术野良好。

04 女性患者卵巢可能落入术野中，用同一把助手钳子把卵巢向外侧推。

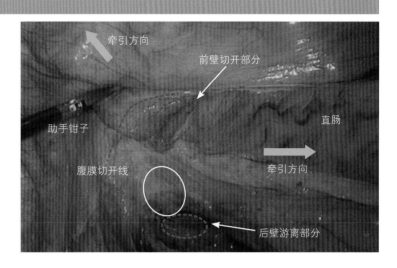

牵引方向
前壁切开部分
助手钳子
直肠
腹膜切开线
牵引方向
后壁游离部分

✓ Check Point

● 向头侧牵引的直肠是否被充分牵引。

➡ 直肠牵引力度不够的话，游离层面很难界定。

腹部6戳卡时

01 耻骨上戳卡的肠钳向头侧右侧牵拉直肠。从右侧游离换到左侧游离时，仅移动耻骨上的肠钳即可迅速展开术野。

02 助手两把钳子交叉，分别夹住前壁游离后的腹膜向外侧牵拉。如图中所示，助手右手钳子也向外侧牵拉。

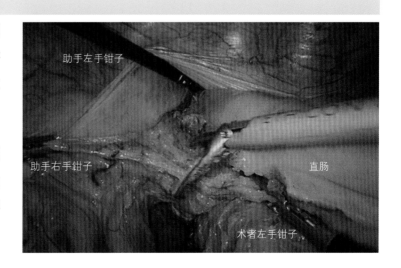

助手左手钳子
助手右手钳子
直肠
术者左手钳子

各
论
Detail

第
6
章

第
7
章

第
8
章

⫷ Cut 02

游离骨盆神经丛

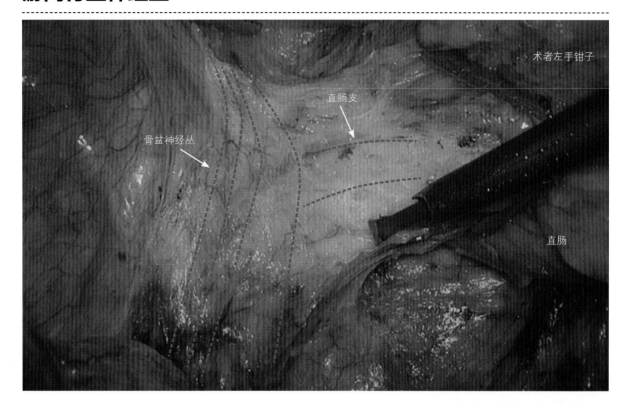

术者左手钳子

直肠支

骨盆神经丛

直肠

Exposure

01 术者左手钳子张开，向右头侧牵引直肠。

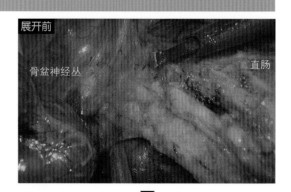

展开前

骨盆神经丛

直肠

▼

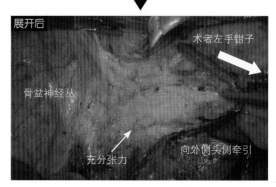

展开后

术者左手钳子

骨盆神经丛

充分张力

向外侧头侧牵引

Dissection

02 术者左手钳子保持足够的张力，显露出骨盆神经丛。

03 与右侧壁游离时一样，根据肿瘤浸润深度以及位置设定切除线。参照前壁、后壁的切除线，确定侧壁切除线。

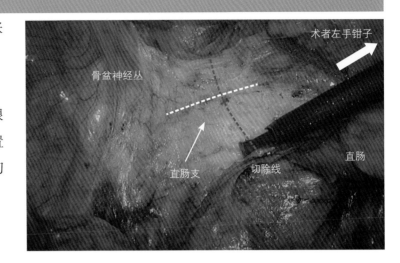

骨盆神经丛　术者左手钳子
直肠支　切除线　直肠

ITO's eye　伊藤之眼

术者左手钳子牵引方向

左侧壁的后壁显露时，术者左手钳子把直肠牵向1—2点钟方向，钳子逆时针旋转，后壁的组织可以有良好的张力。

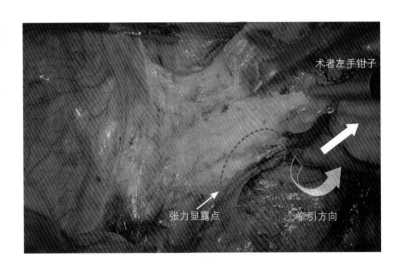

术者左手钳子
张力显露点　牵引方向

游离直肠左侧时，把直肠牵向3—4点钟方向。如此一来，助手钳子可以不用更换位置，仅靠术者左手钳子就可完成全系膜切除。

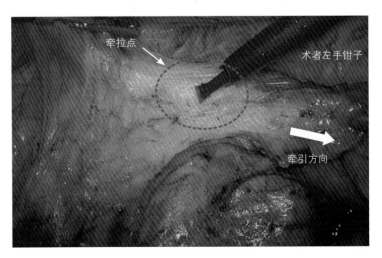

牵拉点　术者左手钳子
牵引方向

各
论
Detail

第6章

第7章

第8章

⫷⫷⫷ Cut 03

进入左侧肛提肌上腔，显露出盆底内筋膜

Dissection

01 切断骨盆神经丛的直肠支之后，可见疏松的组织层。

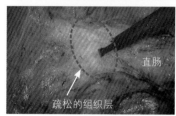

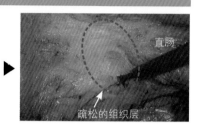

02 沿着疏松的组织层游离，广泛显露出盆底内筋膜，完成了左侧壁游离。

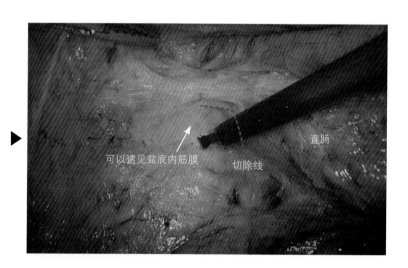

03 如果是肥胖、骨盆狭窄、肿瘤巨大的男性患者，用电刀游离直肠左、右侧壁，特别是左侧壁是极其困难的，建议使用超声刀进行操作。

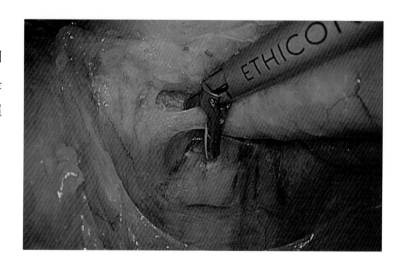

右下腹戳卡

右下腹戳卡放置在腹壁下动、静脉的外侧（相当于髂前上棘水平）。与戳卡放置在腹壁下动脉内侧相比，其特点如下：

游离直肠右侧壁

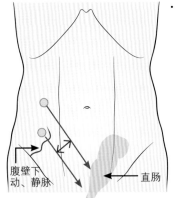

· 角度好，容易游离

· 钳子的距离较短，操作性差
· 术者手关节负担大

右下腹戳卡位于腹壁下动、静脉外侧

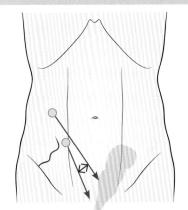

右下腹戳卡位于腹壁下动、静脉内侧

游离直肠左侧壁

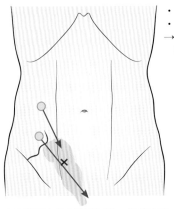

· 右手钳子与直肠壁交叉，干扰操作
· 角度不合适
→电刀很难精确到点状切开，建议用超声刀进行操作

右下腹戳卡位于腹壁下动、静脉外侧

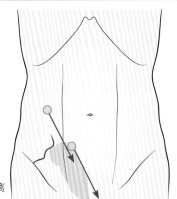

· 角度较好，容易游离

右下腹戳卡位于腹壁下动、静脉内侧

右下腹戳卡位于腹壁下动、静脉外侧的优缺点

优点：容易游离直肠右侧壁。

缺点：直肠左侧壁的游离较困难，游离直肠右侧壁时，右手钳子与骨盆壁相干扰，操作性差。

右下腹戳卡位于腹壁下动、静脉内侧的优缺点

优点：容易游离左侧壁，低位直肠切离时，可以从该戳卡处进行直肠离断。

缺点：较难游离直肠右侧壁。

第7章

第4节

前侧壁（游离NVB周围）

　　侧壁游离结束之后，不用更换术野，直接游离前侧壁。右侧壁游离完后，继续游离右前侧壁，同样左侧壁游离之后继续游离左前侧壁。前侧壁有神经血管束（Neurovascular Bundle，NVB），含有丰富的神经以及血管。但须注意保留神经及预防出血。

Camera Blocking

1 右前侧壁（女性）
2 左前侧壁（女性）
3 右前侧壁（男性）
4 左前侧壁（男性）

⟪ Cut 01

右前侧壁（女性）

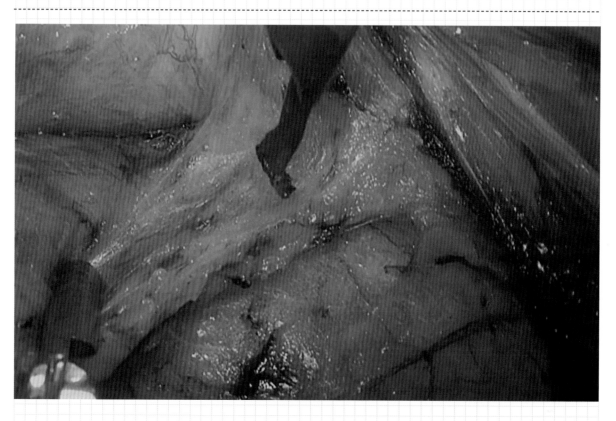

Exposure

01 左腹部的助手钳子向左外侧推开子宫、阴道，显露出阴道后壁。

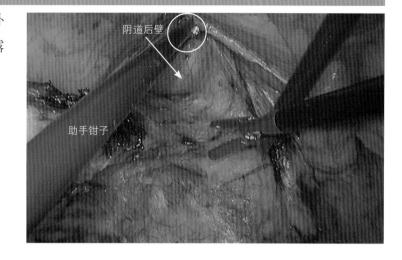

02 助手两把钳子交叉，左手钳子向外侧牵开腹膜，右手钳子展开阴道后壁术野。左手钳子不宜太靠近切除线，否则很容易干扰术者器械。同时助手左手钳子往外推开输卵管及卵巢。

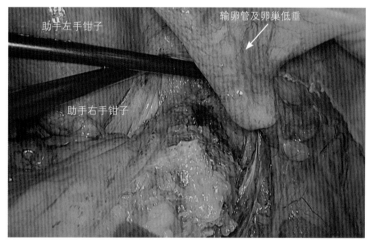

助手左手钳子太靠近切除线了

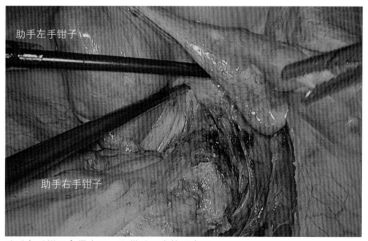

助手左手钳子离得太远，卵巢垂下来妨碍术野

各
论
Detail

第
6
章

第
7
章

第
8
章

Dissection

03 术者左手钳子将直肠向内侧背侧牵引，切断富含血管神经的NVB末梢侧。

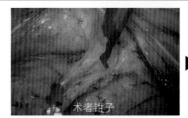
术者左手钳子保持良好张力

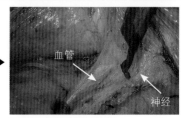
直视下确认神经与血管

血管　神经

04 如果切除线靠近直肠侧，可用电刀。但如果靠近NVB中枢侧，电刀可能引起出血较多，建议用超声刀进行操作。

05 广泛显露出盆底内筋膜，直到肛管上缘。

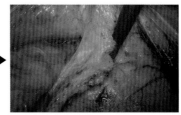
显露出盆底内筋膜

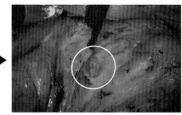
到达肛管上缘

06 游离阴道壁附近时，注意游离线不要太靠近外侧，否则容易损伤阴道后壁，特别是用超声刀操作时。

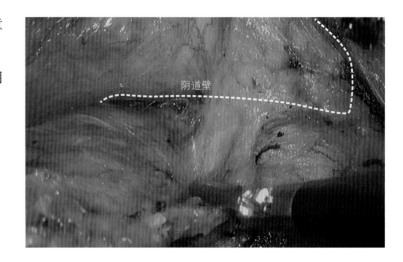
阴道壁

✔ Check Point

- 助手钳子不要太靠近切除线。
- ➡ 游离右前方时，助手钳子太靠近切除线的话，会很容易干扰术者右手器械，需保持合适的距离。

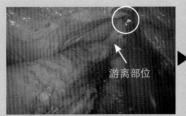

助手钳子太靠近切除线了

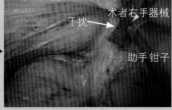

术者右手器械被干扰

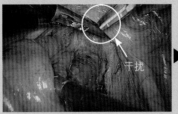

助手钳子太靠近游离部位，干扰术者右手

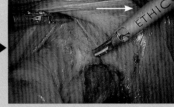

有意识地保持一段距离

≪ Cut 02

左前侧壁（女性）

Exposure

01 术者左手钳子向右侧展开
直肠，助手钳子向左外侧
牵引游离部。术者右手钳子柄可以
阻挡下垂的阴道壁（实线圆内）。

助手左手钳子辅助显示直肠
前壁，右手钳子向外侧推，这样可
以有良好的术野。

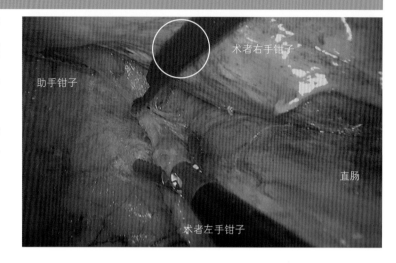

Dissection

02 术者左手钳子向内侧牵引
直肠，用平铲电刀或者是
超声刀切断血管神经组织。左侧游
离时，如果平铲电刀因角度关系很
难进行准确切离，则建议用超声刀
进行操作。但是需要注意超声刀不
要损伤阴道后壁。

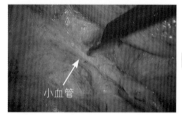
认清小血管并离断

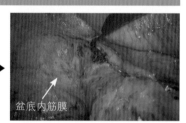
游离脂肪组织到达盆底内筋膜

超声刀的应用

03 广泛显露出盆底内筋膜到
肛管上缘

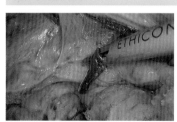
用超声刀进行游离操作

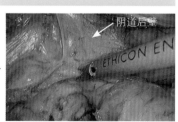
注意别损伤阴道后壁

≪ Cut 03

右前侧壁（男性）

Exposure

01 向左侧牵拉直肠，助手钳子向外侧牵引右侧腹膜，显露出直肠前壁与精囊腺间隙。

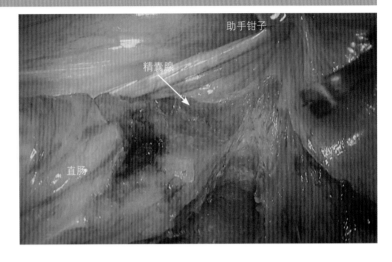

助手钳子

精囊腺

直肠

02 助手使用两把钳子的话，左手钳子向右腹侧推腹膜切开部，助手右手钳子向腹侧推精囊腺背侧面，两把钳子交叉。如果不交叉的话，助手右手钳子很容易干扰术者器械，且妨碍术野。

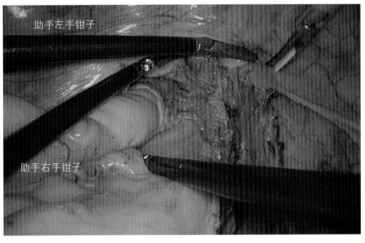

助手左手钳子

助手右手钳子

Dissection

03 术者左手钳子向内侧推直肠，用电刀或者超声刀游离神经及血管组织。

04 广泛显露出盆底内筋膜至肛管上缘。对于男性患者，要特别注意保护好NVB。

05 向尾侧推进，即可使侧壁与前壁游离部相连接。

06 切断NVB之后，即到达肛管上缘。此处是括约肌肌间切除操作中比较容易游离的一个层面。NVB的切离界线需根据肿瘤浸润深度而有所调整，如果是T3以深的病变，需要考虑到环周切缘的完整性，予以切除部分NVB。

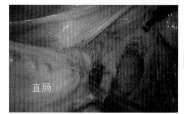
术者左手牵引直肠

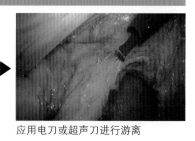
应用电刀或超声刀进行游离

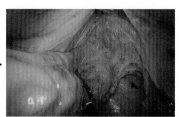
加大张力牵引，显露更深处

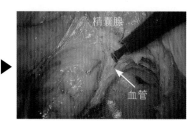
认清血管以及神经（NVB的直肠支），在末梢侧进行切离

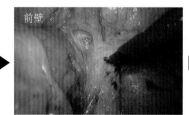
前壁与后壁的游离线相连

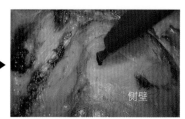
到达肛管上缘

用超声刀进行游离操作

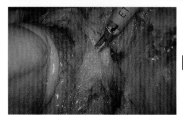
用超声刀进行游离

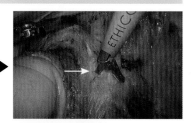
NVB直肠分支被切断

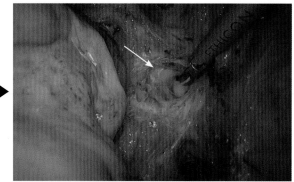
NVB下缘，可见肛管上缘

«Cut 04

左前侧壁（男性）

Exposure

01 术者左手钳子向右头侧牵引直肠，助手钳子向左外侧牵引腹膜，使游离部位保持张力，显露出直肠与精囊腺之间的间隙。

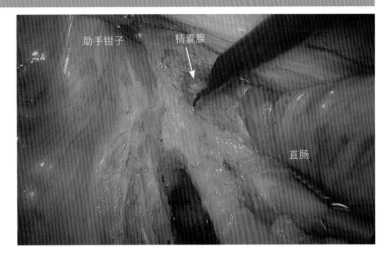

02 助手两把钳子交叉，这样左手钳子可展开前壁，右手钳子可向外推侧壁。

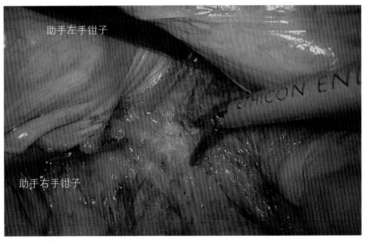

Dissection

03 术者左手钳子向背侧牵拉肠管，用平铲电刀或者超声刀离断神经及血管组织，与右前壁游离一样，如果左侧的电刀角度不利于操作，可以用超声刀进行操作。

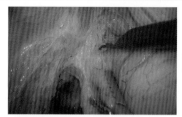

术者左手钳子牵引直肠

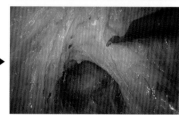

辨清并切断神经血管

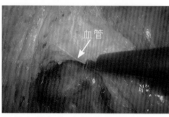

根据血管粗细选择使用电刀还是超声刀

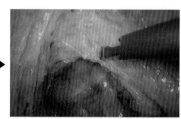

切离较细的血管末梢，使用电刀也可，一般不会引起出血

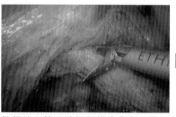

较粗的血管及神经纤维束离断还是要用超声刀为宜

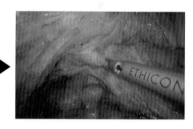

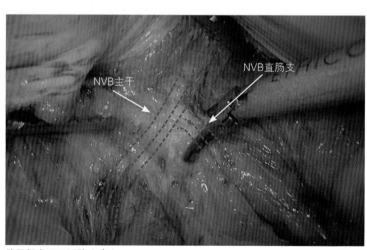

使用超声刀可以防止出血

Note

直肠中动脉的解剖

直肠主要的营养血管为：直肠上动脉（Superior Rectal Artery, SRA）、直肠中动脉（Middle Rectal Artery, MRA）以及直肠下动脉（Inferior Rectal Artery, IRA）3支血管。SRA是肠系膜下动脉的终末支，分成左、右两支营养直肠上段。直肠下动脉由阴部内动脉分出，分布在直肠下段、肛管、肛周等。两者均可在所有的病例中找到。但是直肠中动脉的变异较多，有时可能阙如。

◀ MRA的定义及变异

直肠中动脉是从骨盆贯穿直肠固有筋膜进入肠系膜内唯一的一根血管，与直肠的侧方淋巴流向相关，因此以直肠癌手术的淋巴廓清以及保留神经的观点来看，是非常重要的解剖结构。但是直肠中动脉的解剖定义比较模糊，其出现概率以及分支形态的各文献报道也不一致。

广义上来讲，腹膜反折以下的小骨盆腔内，进入直肠固有筋膜的动脉称为直肠中动脉。主要有以下4种起源：

（1）从髂内动脉分支。
（2）从膀胱动脉分支。
（3）从阴部内动脉分支。
（4）从臀下动脉分支。

Bilhim等根据CT造影以及数字血管造影图像的总结报道称，直肠中动脉的出现概率为36%，其中1/3为两侧型，且60%的直肠中动脉起源于阴部内动脉。

直肠中动脉是直肠手术的重要血管，但因其变异较多，手术时须引起足够重视。

◀ 参考文献

[1]清松知充, 渡邉聡明. 中直腸動脈の解剖（特集 泌尿器科・婦人科・整形外科・大腸外科からみた直腸癌手術に必要な究極の骨盤解剖学）. 手術. 2015; 69（8）: 1203-1209.

[2]平松京一 編. 腹部血管のX線解剖図譜. p25, 211, 255, 医学書院, 1982.

[3]Bilhim T, Pereira JA, Tinto HR, et al. Middle rectal artery: myth or reality? Retrospective study with CT angiography and digital subtraction angiography. Surg Radiol Anat. 2013; 35（6）:517-522.

后壁

第7章

第5节

前壁游离完神经血管束后，继续游离后壁，切断 Hiatal 韧带，到达肛管上缘。

Camera Blocking

1 展开后壁
2 游离后壁（切断Hiatal 韧带）

《《 Cut 01

展开后壁

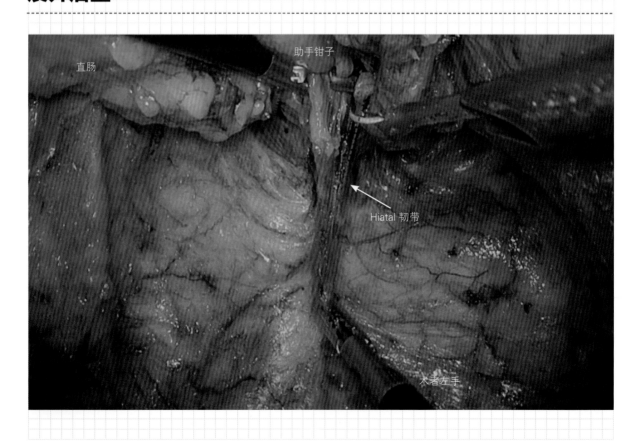

直肠　　　　　　助手钳子

Hiatal 韧带

术者左手

Exposure

01 从耻骨上戳卡放入的肠钳向腹侧及左侧牵引直肠，显露出略带白色的Hiatal韧带，用电刀切断该韧带之后，显示出平滑肌特有的焦痕。

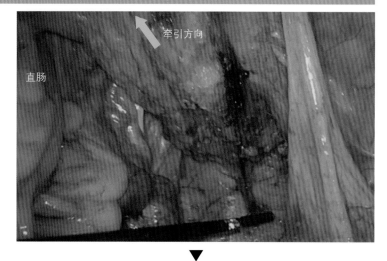

02 张开助手钳子，向腹侧头侧牵引直肠后壁，显露直肠后腔。

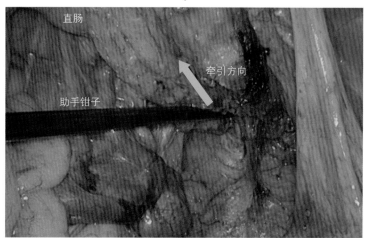

✓ Check Point

- 直肠是否绷直。
- ➡从第1~4节来看，基本上直肠的牵引部位不会发生改变；但是如果直肠后壁悬垂，则应当向肛门侧更换牵引部位。直肠绷直才能使直肠后腔有良好的术野。

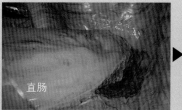
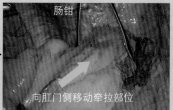

03 左、右侧壁如果游离充分的话，会呈现出"V"字形的索状物，术者左手钳子向6点钟方向牵拉，与助手钳子保持适当的张力。如果术者左手钳子与骶岬相干扰，也可以改为向腹侧推直肠，使直肠后间隙保持足够张力。

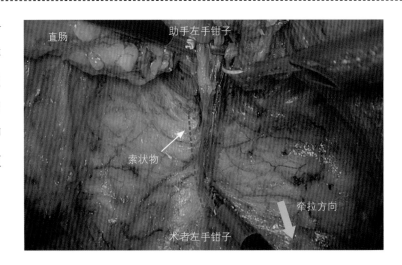

直肠　　助手左手钳子
索状物
牵拉方向
术者左手钳子

第6章　第7章　第8章

≪ Cut 02

游离后壁（切断 Hiatal 韧带）

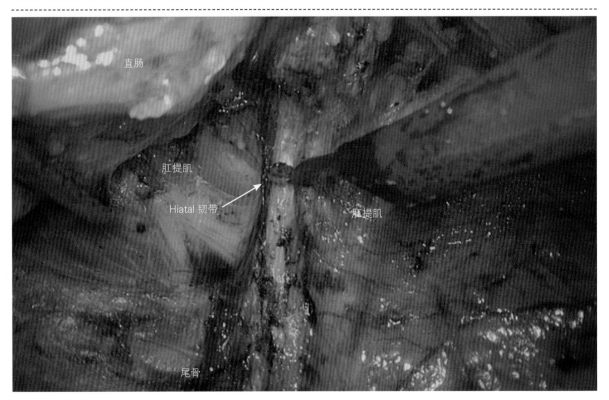

直肠
肛提肌
Hiatal 韧带
肛提肌
尾骨

Dissection

01 切断与直肠后壁相连的索状物后，呈现出尾骨与直肠壁相连接的平滑肌纤维，即 Hiatal 韧带。该韧带是白色纤维，用电刀切断后呈现出平滑肌特有的焦痕。

02 参照Hiatal韧带左、右两侧的游离面以及肿瘤的浸润深度决定切除界线。该韧带内有血管走行，切断时注意止血。

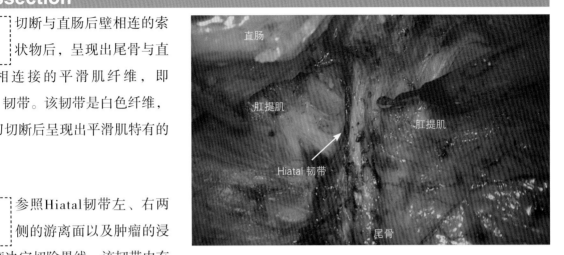

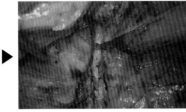

切断Hiatal韧带

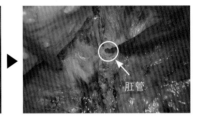

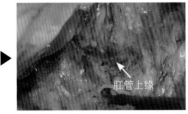

到达肛管上缘

✓ Check Point

• 左、右两侧是否已经充分游离。

➡后壁切除时很容易损伤直肠壁。因此必须显露出双侧的肛提肌，参照左、右的肛提肌决定切除线。

各
论
Detail

第
6
章

第
7
章

第
8
章

第7章

第6节

前壁②

要进行完整的全系膜切除，需要再次对前壁进行游离。阴道以及前列腺与直肠之间的间隙较小，需要很细致地进行操作。特别是对于男性患者，术者右手钳子有时候会受到耻骨的干扰，很难进行精细操作。如果病灶位于直肠前壁，则更应该注意如何确保完整切除。

Camera Blocking

1 游离直肠–阴道壁间隙（女性）
2 游离直肠–精囊腺、前列腺间隙（男性）

≪ Cut 01

游离直肠–阴道壁间隙（女性）

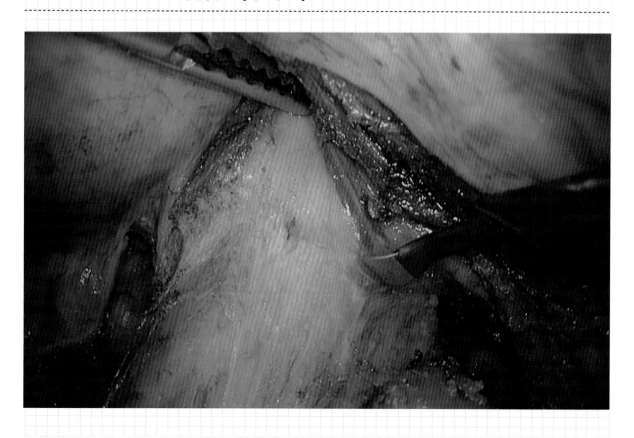

Exposure

01 术者左手钳子向6点钟方向牵引直肠。助手钳子提举阴道后壁，注意别损伤阴道后壁血管丛，引起不必要的出血。随着游离的进展，助手右手钳子很难向腹侧抬起，此时可以适当地向头侧牵拉，则可显露良好的前壁术野。

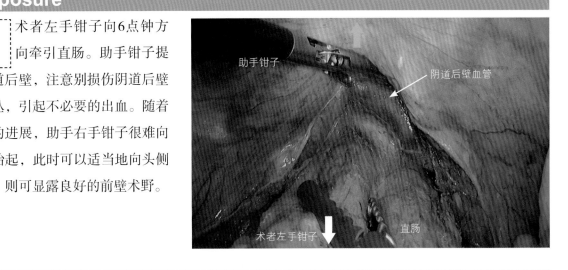

Dissection

02 术者左手钳子向背侧压直肠前壁，适当调整张力即可很好显露直肠前间隙。

03 随着向尾侧推移，直肠与阴道之间的结合越来越紧密。此时，需要充分保证张力，用电刀或者超声刀仔细切断直肠、阴道间的结缔组织。

04 注意超声刀尖端别损伤直肠或者阴道壁。

05 如果张力不足，助手钳子可以向尾侧移动，进一步提拉阴道后壁。注意别损伤该处血管丛。术者也可以用电铲尖端钝性游离该间隙。

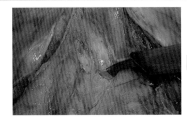
直肠阴道间的结缔组织

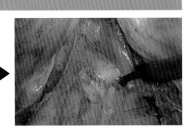
钝性游离时，使电铲尖端与直肠壁平行，利于游离

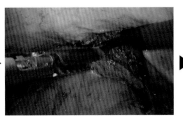
助手钳子向尾侧移动，向腹侧推举阴道后壁

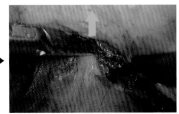
切断有张力牵拉的部位

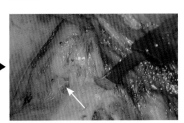
直肠与阴道之间的结合越发紧密

各
论
Detail

第6章

第7章

第8章

◀◀◀ Cut 02

游离直肠-精囊腺、前列腺间隙（男性）

Exposure

01 耻骨上方的肠钳向头侧牵拉直肠，助手钳子横向张开，向腹侧推精囊腺。单靠助手钳子难以展开术野时，可用直针对前壁腹膜进行悬吊。男性骨盆狭窄或者前壁肿瘤较大时，即便助手钳子交叉也很难保证直肠前壁术野，此时建议进行腹膜悬吊。

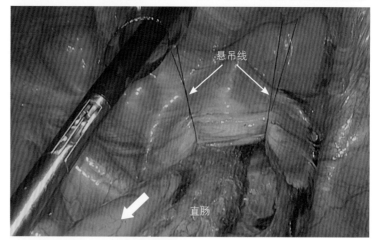

悬吊线

直肠

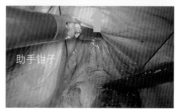

助手钳子

Dissection

02 术者左手钳子向背侧压直肠，使直肠与精囊腺、前列腺之间有足够的张力。

03 用平铲电刀细心地离断纤维。

04 根据肿瘤的浸润深度，决定是保留还是切除邓氏筋膜。一般来说前列腺的近侧1/3处，邓氏筋膜即消失了。

05 向前列腺的远侧游离时，右手钳子很可能会受耻骨干扰。

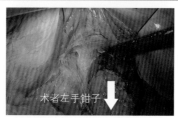
术者左手钳子向背侧压直肠

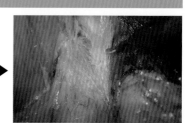
有足够的张力牵引之后，用电刀切开

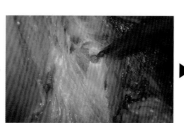
游离前列腺时，逐渐出现钳子操作受限

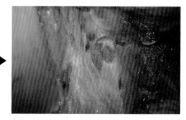

06 邓氏筋膜在前列腺中段背面即消失了，如图中箭头所示。

邓氏筋膜分几层、其厚度如何、如何鉴别等，目前都没有统一的标准。

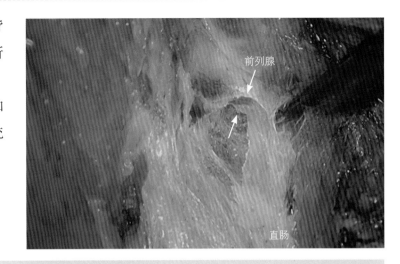

前列腺

直肠

✔ Check Point

- 电刀是否切到了前列腺。
- ➡ 如果每次电刀切开都引起出血的话，很可能是游离层面有偏差，切到了前列腺，需要重新寻找正确的游离层面。

 ITO's eye

伊藤之眼

止血必备神器：止血用吸引管

直肠手术中一般比较容易出血，腹腔镜手术中确实比传统开腹手术中出血少，但是当游离层面渗血或前列腺、阴道壁等深部脏器出血时，会严重影响手术进程。因此，腹腔镜手术中需要一个可以集吸引、冲洗、电凝止血为一体的工具。

我们科室常用的是奥林巴斯的电凝冲洗吸引器。如下图所示：

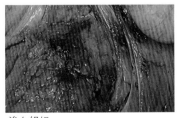

渗血组织

▶

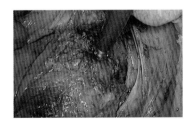

边吸引

▶

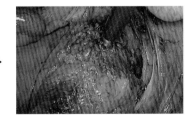

边止血

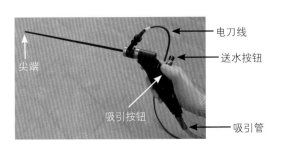

尖端

电刀线

送水按钮

吸引按钮

吸引管

第7章

第7节

直肠系膜的处理

本章节着重介绍腹膜反折之下的肠系膜处理。低位直肠的肠系膜处理比较困难，一定要熟练掌握。因牵拉角度与距离的关系，使得越向直肠左侧游离，越容易向尾侧倾斜。一般来说，接近肛管上缘部位的肠系膜比较薄，不需处理。首先将直肠放平，处理右侧肠系膜，然后处理左侧肠系膜。最后让助手右手钳子提拉直肠背侧，使直肠处于垂直状态后，处理直肠后壁，这样容易使肠系膜切开线在同一水平高度。

Camera Blocking

1 直肠牵引（直线化）与前壁术野展开
2 右侧壁处理（直肠放平）
3 左侧壁处理（直肠放平）
4 后壁处理（直肠直立）

≪ Cut 01

直肠牵引（直线化）与前壁术野展开

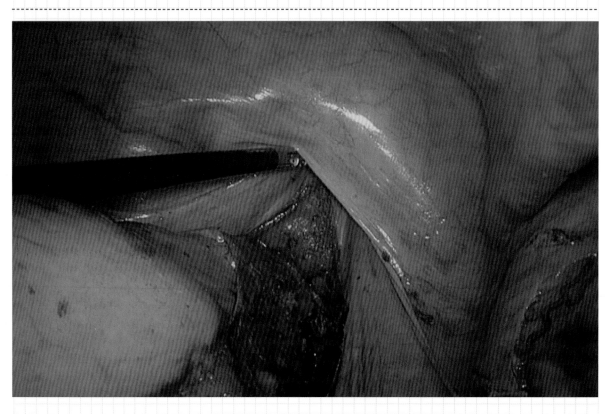

Exposure

01 肠钳从耻骨上戳卡放入腹腔内，在骶岬水平向头侧方向牵引直肠。

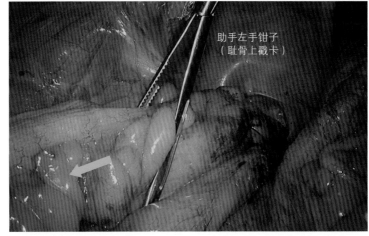

助手左手钳子
（耻骨上戳卡）

02 助手两手钳子交叉，右手钳子向腹侧推精囊腺或子宫阴道壁，显露出直肠前壁。

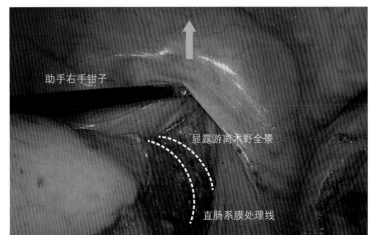

助手右手钳子

显露游离术野全景

直肠系膜处理线

助手右手钳子张开，向腹侧推举

✓ Check Point

- 耻骨上的肠钳负责向头侧直线牵拉直肠，须注意牵拉力度，不宜损伤直肠。
- 为了保持恒定的牵拉力度，直肠牵拉辅助设备Lock Arm非常有用。
- 助手左手钳子用Lock Arm代替，更具有稳定性。

第1节
第2节
第3节
第4节
第5节
第6节
第7节
第8节

≪≪ Cut 02

右侧壁处理（直肠放平）

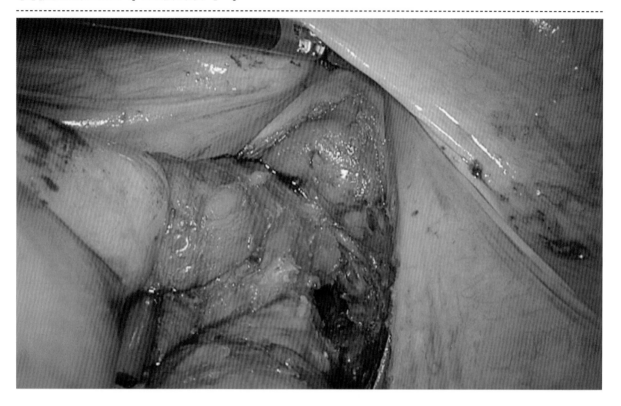

Exposure

01 助手钳子展开术野见Cut 01。

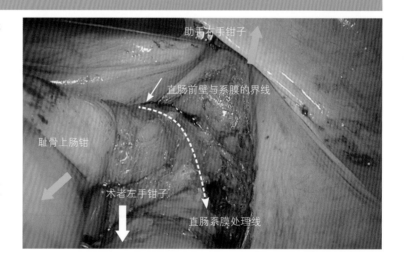

助手右手钳子

直肠前壁与系膜的界线

耻骨上肠钳

术者左手钳子

直肠系膜处理线

02 术者左手钳子牵拉头侧直肠系膜向术者一侧靠近，使肠系膜脂肪与直肠前壁融合处呈面状展开，显露出系膜脂肪与肠管壁之间的解剖界线，开始处理系膜。

Dissection

03 首先切开直肠右前壁的肠系膜脂肪，显露肠管壁，将超声刀的非功能面置入肠管与肠系膜脂肪之间，切开系膜脂肪，注意防止超声刀对肠管造成热损伤。一般建议术者左手钳子牵拉肠系膜进行双手操作。但是游离右侧肠系膜时，术者左手钳子需要向左侧推直肠，因此右侧壁处理时一般是单手操作较多见。

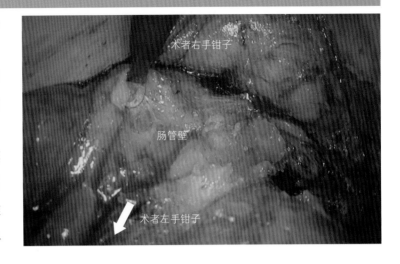

04 在直肠右前方肠管壁与系膜脂肪之间的界线上用电刀切开表面被膜，然后用超声刀延长切开线。

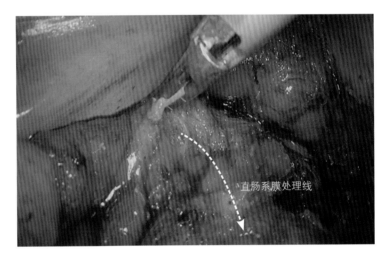

05 一直保持同一个水平高度处理肠系膜，用分离钳或超声刀在肠管壁与肠系膜之间反复行游离-切开操作。与此同时，术者左手钳子适当调整牵拉方向以维持恒定张力。

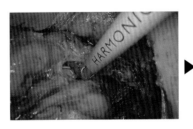
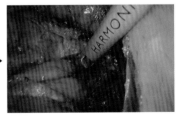
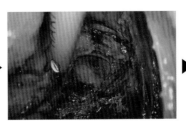
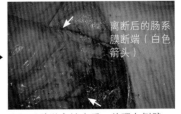

直肠后壁游离结束后，处理左侧壁

06 在处理左侧前先切除直肠前壁残留的脂肪组织。采取同样的方法，用超声刀的非功能面沿着肠管壁反复切断。

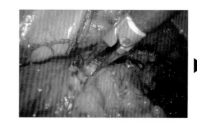 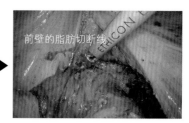

ITO's eye

伊藤之眼

肠系膜处理的技术要点

一般来说，随着技术的提高，用超声刀处理肠系膜比较多见。用超声刀刀尖夹闭系膜时，肠管壁会自动避开；因此这需要一定技术能力，为了不损伤肠管，需要仔细琢磨系膜厚度及硬度。一旦掌握该技术，会大大提高系膜处理速度。

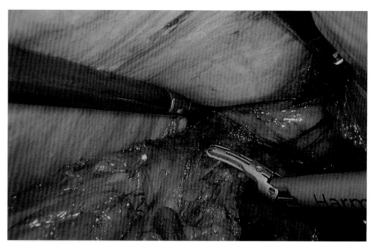

只夹闭系膜

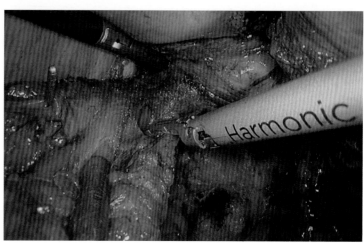

夹闭

✔ Check Point

　　处理直肠右侧系膜时，需要记住术野展开三要素：

　　（1）直肠向头侧牵引，达到直线化。一般由耻骨上肠钳确保直肠达到直线化。

　　（2）向腹侧推精囊腺或子宫阴道壁，显露出直肠前壁。助手可以单手也可双手展开术野。

　　（3）直肠右侧呈面状展开。术者的左手钳子是向左侧推直肠。但是如果戳卡放置是6孔法，助手可以用两把钳子辅助术野展开，此时术者左手可完全自由，进行双手法游离。

例1：助手两把钳子同时辅助前壁术野展开（术者单手法）

- 耻骨上戳卡钳子向头侧牵引直肠。
- 助手两把钳子交叉显露前壁，左手钳子提右侧前壁腹膜，右手钳子提左侧前壁腹膜。
- 术者左手钳子牵拉直肠系膜靠近术者。
- 术者左手钳子牵引直肠系膜呈面状展开，与5孔法一样，用单法手处理肠系膜。

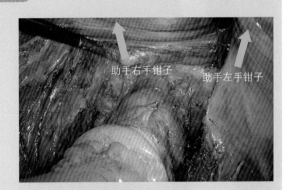

例2：助手右手辅助直肠系膜面状展开（术者双手法）

- 耻骨上戳卡钳子向头侧牵引直肠。
- 助手右手钳子向左侧压排直肠，使直肠系膜呈面状展开。
- 术者左手钳子向腹侧推开直肠右侧腹膜。
- 术者左手钳子为自由状态，用双手法游离直肠壁与肠系膜间隙。

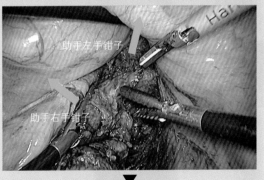

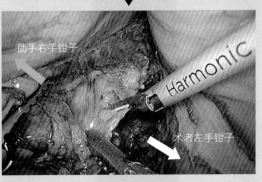

≪ Cut 03

左侧壁处理（直肠放平）

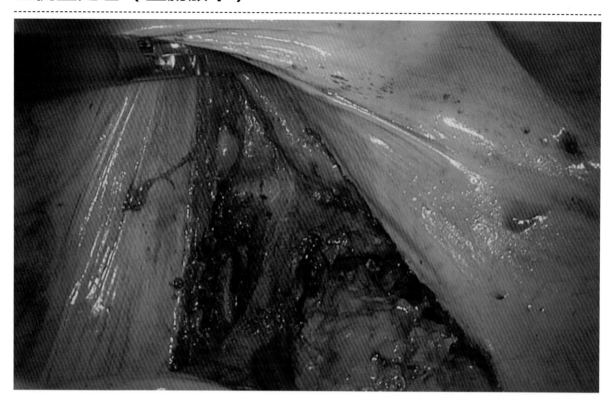

Exposure

01 接着处理直肠左侧壁肠系膜，助手用耻骨上钳子向右头侧牵引直肠，以显露出左前侧壁与后壁之间的切除线。助手右手钳子辅助前壁术野展开。

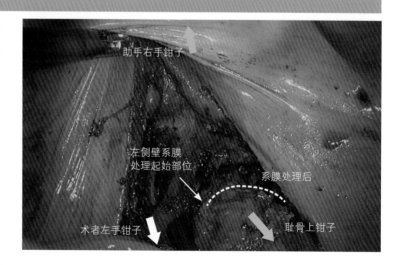

助手右手钳子

左侧壁系膜
处理起始部位

系膜处理后

术者左手钳子

耻骨上钳子

02 术者左手钳子向头侧牵拉直肠系膜，稍微向下压肠管显露出肠管壁与系膜脂肪之间的间隙，用超声刀逐步切离系膜组织。

Dissection

03 与右侧处理一样，刚开始可以用双手法，找到肠管壁与系膜脂肪的边界。一旦显露出肠管壁之后，如果用双手法很难确保术野，则术者左手钳子可以适当向背侧、右侧压直肠，用超声刀游离直肠系膜。越靠近肛门左侧，游离越发困难，因此建议肠系膜游离时右侧占40%，左侧占10%，后侧占50%。

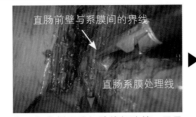
为了与右侧系膜切除线相连续，尽量靠近肠管壁切开左前方的直肠系膜附着处，显露肠管壁

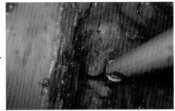
反复游离肠管壁与系膜脂肪的间隙

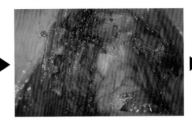

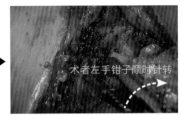
术者左手钳子向右侧压排直肠，随着游离推进，适当提升直肠，使直肠左侧后壁顺时针旋转，这样容易显露出直肠左侧后侧壁

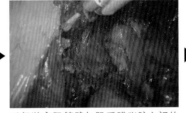
反复游离肠管壁与肠系膜脂肪之间的间隙

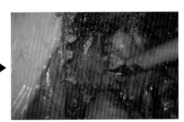
游离到直肠系膜最左端

04 术者右手钳子从右下戳卡处理直肠左侧系膜时，因为角度问题很难操作，且切除线容易偏向肛门侧。此时，助手右手钳子以及术者左手钳子能够很好地呈面状展开肠系膜，术者右手的超声刀从耻骨上戳卡处理系膜的话，相对来说要轻松得多。

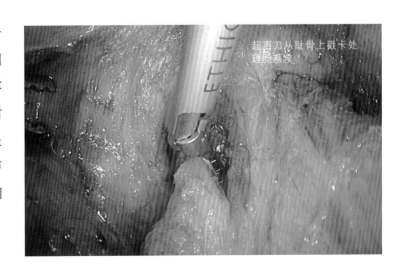
超声刀从耻骨上戳卡处理肠系膜

各
论
Detail

第6章

第7章

第8章

≪≪ Cut 04

后壁处理（直肠直立）

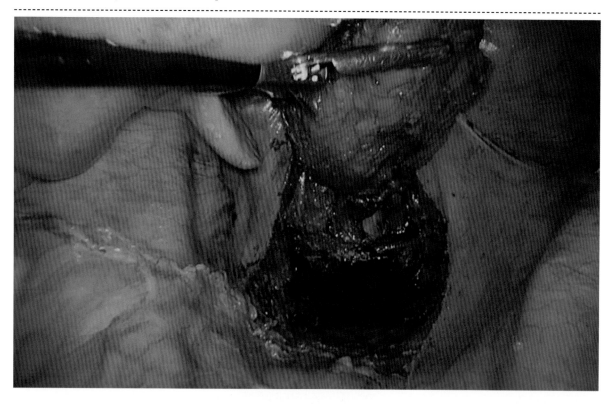

Exposure

01 最后，使直肠直立，处理直肠后壁肠系膜。耻骨上戳卡垂直牵拉直肠，助手右手钳子张开，向尾侧腹侧挑起直肠，使直肠几乎呈直立状态。

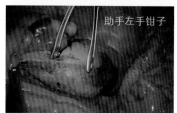

解除耻骨上肠钳

向尾侧移动肠钳，重新夹住直肠，垂直向腹侧牵拉

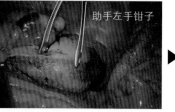

术者左手钳子辅助助手右手钳子展开直肠后壁

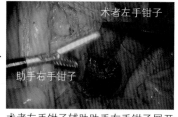

助手右手钳子张开，向腹侧尾侧挑起直肠，辅助后壁展开

Dissection

02 术者左手钳子适当牵拉肠系膜，右手钳子处理后壁系膜。特别是遇到系膜较厚的病例，脂肪组织容易下垂妨碍术野，此时术者左手钳子应适当向腹侧提拉组织，或者抓提系膜较远侧，这样可以左右摆动肠系膜以寻找到适合超声刀的角度。因此，处理后壁时，双手法比较实用。

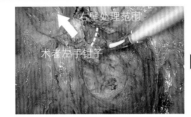

术者左手钳子牵拉切除侧的肠系膜

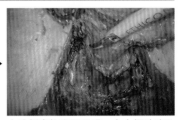

向头侧牵拉直肠系膜，左右摆动确认切除线水平在同一高度，用超声刀切断系膜

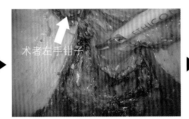

术者左手钳子牵拉系膜，控制方向

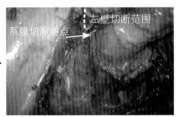

与左侧壁游离线会合，系膜游离结束

✓ Check Point

- 谨记超声刀非功能面朝向肠管侧，防止肠管热损伤。
- 左侧切除线容易向尾侧偏移，所以建议仅游离左侧壁10%左右的系膜，其余的从右后侧切离为宜。
- 直肠系膜较厚的话，可以分两层处理后壁系膜。当处理表浅层后，比较容易向头侧牵引直肠，这样术野会变得较为开阔，更有利于低位处理系膜。

各

Detail

论

第
6
章

第
7
章

第
8
章

第7章

第8节

切断肠管、吻合

在狭窄的骨盆内进行直肠切断与吻合，其技术是高难度的。这直接与术后吻合口漏相关，可以说是整个手术至关重要的环节。

Camera Blocking

1 切断肛门侧肠管
2 切断近侧肠管
3 吻合

≪≪ Cut 01

切断肛门侧肠管

直肠切断的顺序是：直肠系膜处理→向头侧牵引直肠，使直肠直线化→夹闭直肠 →清洗肠管→ 切断。夹闭直肠时根据肿瘤大小以及所在位置选择腹腔镜用肠夹还是开腹用肠夹。

腹腔镜用肠夹（参考119页）

优点

· 肚脐小切口，耻骨上方无切口。

· 经肚脐切口取标本，肠管游离在适当小范围内操作即可。

缺点

· 肠管较粗时，较难夹闭。

· 低位吻合时，腹腔镜用肠夹容易向尾侧倾斜。

开腹用肠夹（参考125页）

优点

· 可夹闭较粗的肠管。

· 利用耻骨上小切口，可向头侧移动肠夹，对于较大的肿瘤也可以垂直夹闭远端肠管。且夹闭之后可以稍微向头侧牵引，使直肠伸长，利于切断远端直肠。

缺点

· 从耻骨上方取出标本，须游离较多肠管，且切断IMA之后要处理一部分肠系膜。

· 降结肠也要多游离一些。

· 肿瘤太小的话，夹闭后容易移位。

耻骨上垂直切断（应用腹腔镜用肠夹）

　　从耻骨上方可以很好夹闭肠管。适合Ra或者Rb上段的病变。

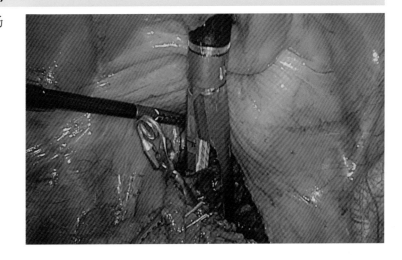

Exposure

用肠钳牵拉直肠

01 从耻骨上戳卡解除肠钳。

02 术者左手钳子牵拉直肠，助手钳子确保直肠前壁术野。

03 术者左手钳子向头侧牵引直肠，将钳子交给扶镜手。

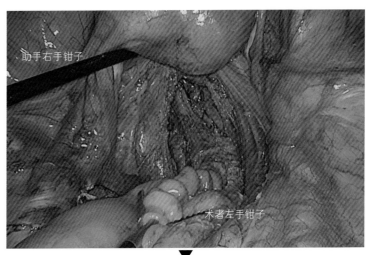

助手右手钳子

术者左手钳子

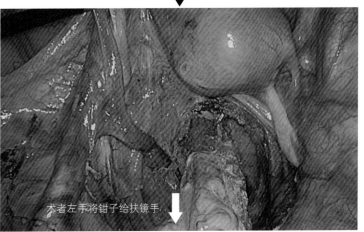

术者左手将钳子给扶镜手

第1节
第2节
第3节
第4节
第5节
第6节
第7节
第8节

各
论
Detail

第6章

第7章

第8章

Exposure

用纱布条牵拉直肠

01 术手左手钳子用纱布条牵拉直肠。

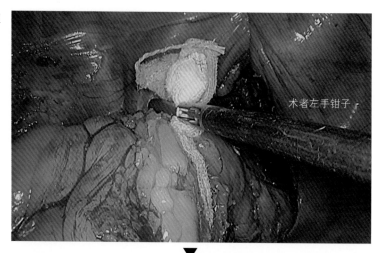

术者左手钳子

02 术者左手钳子向头侧牵拉纱布，这只是众多方法之一，但是需要注意纱布容易撕开肠系膜脂肪，导致出血，影响术野。

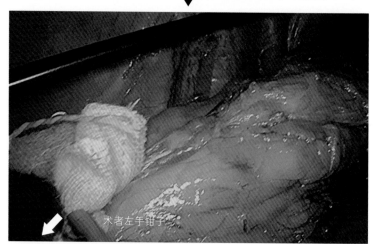

术者左手钳子

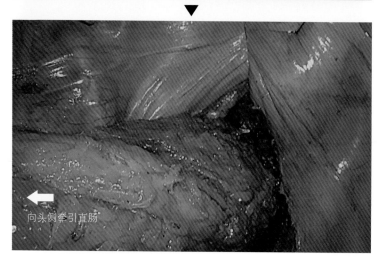

向头侧牵引直肠

Exposure

助手钳子辅助直肠前壁术野展开

03 助手两手钳子交叉，向腹侧推子宫或者精囊腺来展开直肠前壁。有时也用线悬吊腹膜或者子宫。

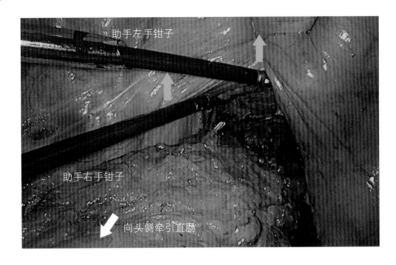

助手左手钳子

助手右手钳子

向头侧牵引直肠

ITO's eye ————————————————————————————— 伊藤之眼

切割闭合器的选择

笔者所在科室使用2种切割闭合器。

Powered ECHELON FLEX™（强生公司）

本体：45mm或者60mm

钉仓：Gold 或者Blue

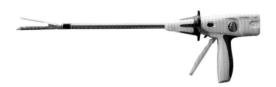

ENDOGIA（科惠公司）

本体：1种

钉仓：45mm、60mm

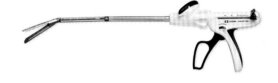

切割闭合器选择要点

· 是选45mm的还是60mm的？如果一次可以切断，则选择60mm的。计划用2个钉仓，则建议先用45mm的再用60mm的为宜。因为第一次由于操作空间较小，用45mm的比较容易操作。即便是第2次用45mm的足够切断剩余肠管，也建议改用60mm的，这样可以避免使用第3个钉仓。

· 选Powered ECHELON FLEX™还是ENDOGIA？

Powered ECHELON™ FLEX™是电动的，切割比较稳定。选用ENDOGIA，则可以先用45mm的钉仓，之后再选用60mm的钉仓，并且吻合杆比较短，容易操作。

04 耻骨上戳卡尽量浅些，好让肠夹容易张开。

术者右手钳子：从耻骨上戳卡放置肠夹在切除线稍头侧，注意不要损伤肠管。

术者左手钳子：辅助右手肠钳夹闭，避免肠夹受阻。

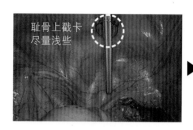

耻骨上戳卡尽量浅些

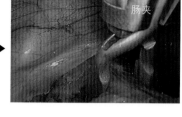

肠夹

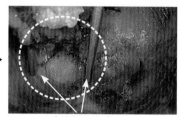

确认肠夹尖端

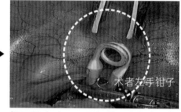

术者左手钳子

松开肠夹时，尽量保持一定推力，慢慢移开

05 用2L生理盐水加5mL碘酊清洗直肠。

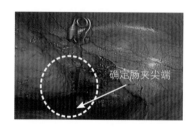

确定肠夹尖端

06 经耻骨上方戳卡放入切割闭合器时，尽量使戳卡刚刚露出腹腔内，使切割闭合器能够完全置入体内，调整好切割闭合器角度，垂直切断直肠。

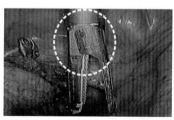

使切割闭合器能够完全置入体内，调整好角度以便垂直切断肠管

07 切割闭合器的底座在直肠左侧，术者左手钳子调整肠管，右手钳子协调切割闭合器底座沿着肠夹垂直夹闭肠管。

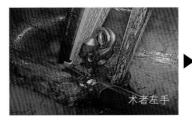
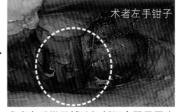

术者左手钳子辅助切割闭合器显露尖端，防止夹住盆底组织

08 不要夹住其余组织，沿着肠夹夹闭肠管，等待15s。

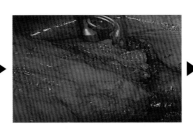
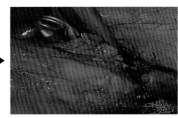

09 切断肛门侧肠管，等待15s后松开切割闭合器。

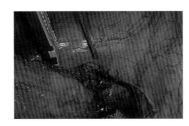

10 确认钉仓形态完整。

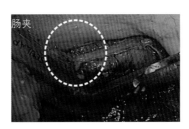

11 一次切割不能切断肠管的话，再次追加1个钉仓，注意不要让切割线弯曲，呈"Z"字形。

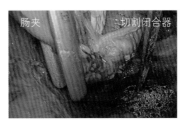

12 切断直肠远端。

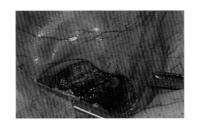

各
论
Detail

第
6
章

第
7
章

第
8
章

✔ Check Point

- 纵向切断直肠时，后壁组织比较容易残留。因此事前要充分游离直肠后壁。
- 观察腹腔内戳卡，以及腹腔镜用肠夹或者切割闭合器的根部是否完全打开。
- 适当调节肠夹或者切割闭合器，使之与肠管垂直。
- ➡放置腹腔镜用肠夹以及切割闭合器时，需注意尖端或者底砧，不要损伤肠管壁。
- 肿瘤太小，不能从腹腔内确定肿瘤位置的话，需要术中做肠镜检查。
- 切割闭合器不能完全夹闭肠管时怎么办？
- ➡使用Powered ECHELON FLEX™的话，可预夹住肠管，稍微提起切割闭合器，术者左手钳子也可辅助向腹侧抬起肠管，此时切割闭合器正式夹闭肠管，进行切断，这样可以尽量一次切断肠管。
- 如不能一次切断肠管，第二发时不要让切割线呈"Z"字形。

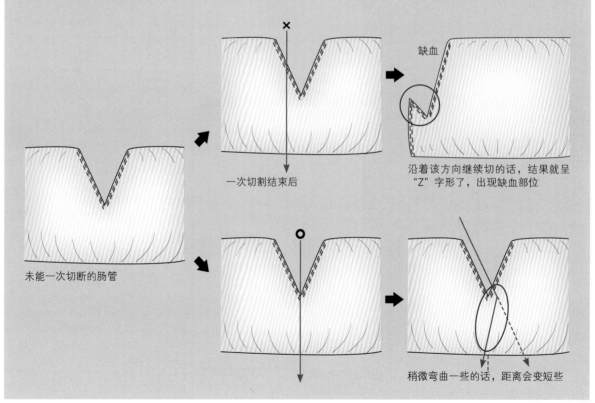

未能一次切断的肠管

一次切割结束后

缺血

沿着该方向继续切的话，结果就呈
"Z"字形了，出现缺血部位

稍微弯曲一些的话，距离会变短些

耻骨上方小切口法切断直肠（手套法，应用开腹用肠夹）

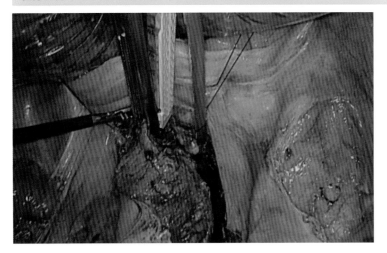

Exposure

01 助手用左手钳子或者用线悬吊子宫，确保直肠前壁术野。

02 术者左手钳子向头侧牵拉直肠，使直肠直线化。

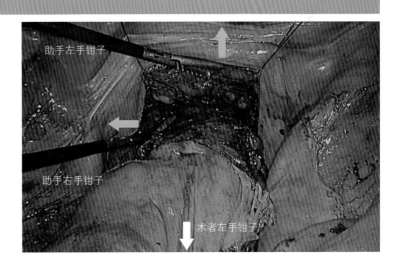

助手左手钳子

助手右手钳子

术者左手钳子

各
Detail
论

第6章

第7章

第8章

03 沿耻骨上戳卡小切口开腹。

横向切开皮肤，到腹直肌前鞘之后纵向切开。为了防止损伤膀胱，腹直肌前鞘切开部位到耻骨为止，继续向尾侧切开可能损伤膀胱，切口用保护器撑开。

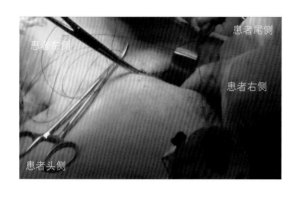

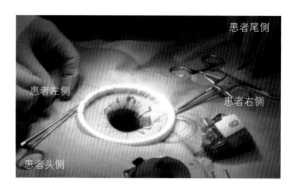

04 用手套套住创缘保护器，无名指放置肠夹，用橡胶管固定。食指放置12mm戳卡，用丝线固定，重新气腹。

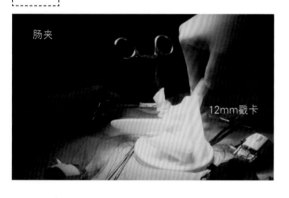

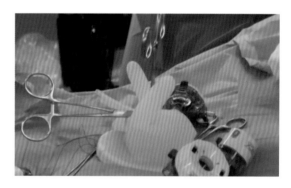

05 在肠管切除线稍微头侧位置用肠夹夹闭。

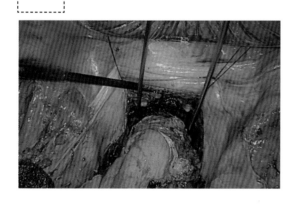

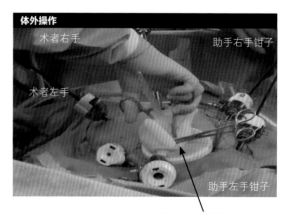

术者右手操作肠夹

06 此时，观看直肠右侧至左侧，观察有无肠管损伤，或有无周围组织被夹住，最后看直肠后壁，观察肠夹尖端是否充分夹住肠管。

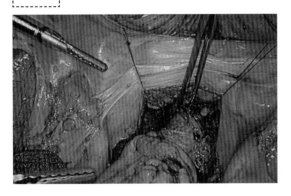

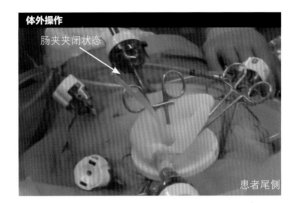

07 用2L生理盐水（碘酒5mL）清洗直肠。

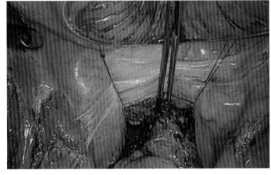

ITO's eye

伊藤之眼

经耻骨上直肠纵向切断法

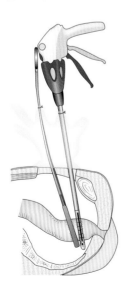

腹腔镜下夹闭直肠

↓

1次即可切断直肠

各
论
Detail

第
6
章

第
7
章

第
8
章

一次切断直肠法

08 通过手套上的12mm戳卡放入切割闭合器。

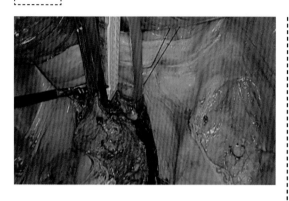

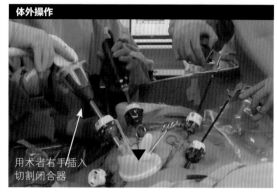

用术者右手插入
切割闭合器

09 沿着肠夹，纵向插入切割闭合器，此时注意别损伤肠管，适当地观察左、右两侧肠管，缓缓推进。

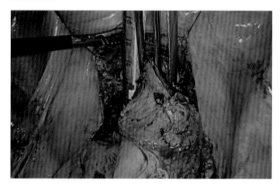

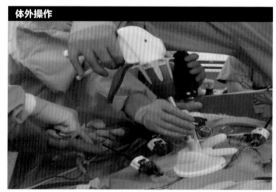

插入自动切割闭合器

10 从直肠右侧观察切割闭合器尖端是否完整夹闭直肠。

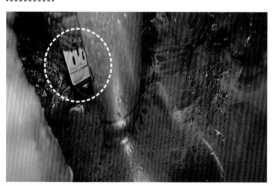

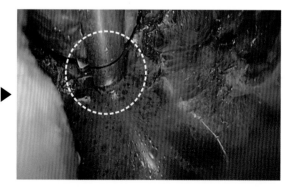

11 为了能一次切断直肠，右下腹戳卡钳子把肠管向腹侧推，有利于完全夹闭肠管。

12 观察直肠左侧壁，确定切割闭合器与直肠垂直，且周围没有多余组织被夹闭，然后切断直肠。

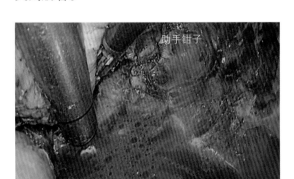

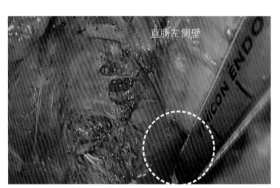

13 如果还有残余的钉仓没有被剪断，则用腹腔镜剪靠近头侧直肠剪断钉仓。如果不能一次切断直肠，则考虑使用第2个钉仓。

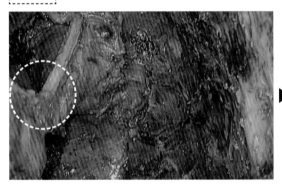

▶

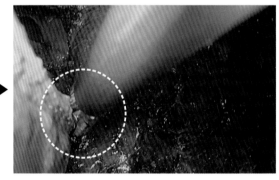

14 直肠切断之后。

15 肠夹以及手套一起取出，将肠管断端提出体外。

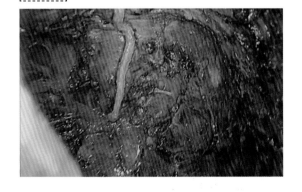

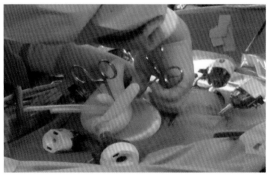

分2次切断直肠

步骤01~07同一次切断直肠法步骤。

08　沿着肠夹垂直肠管方向再次放入切割闭合器，注意勿损伤肠管以及适当确认直肠两侧有无多余组织被夹闭。

09　观察直肠右侧，看切割闭合器是否垂直夹闭直肠。

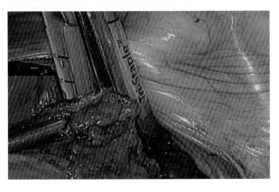

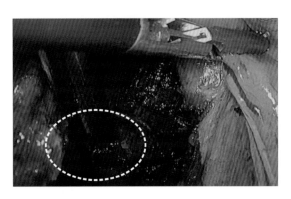

10　同样，观察左侧是否垂直于肠管以及有无多余组织被夹闭。

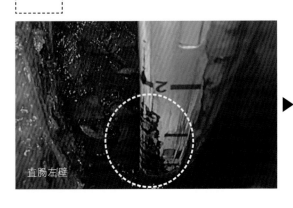

直肠左壁

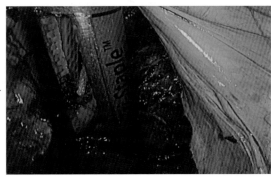

11　切断直肠，注意切除线不要呈"Z"字形。

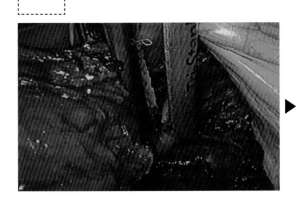

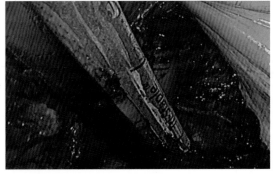

12 直肠切断完毕。

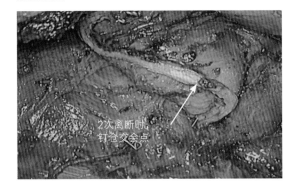

2次离断时钉仓交会点

13 取出手套及创缘护套，提出肠管断端。

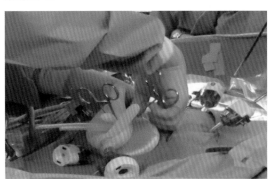

ITO's eye —— 伊藤之眼

腹腔镜用肠夹与开腹用肠夹的使用区分

一般采用腹腔镜用肠夹，但是肿瘤较低且操作困难时选用开腹用肠夹。我们科室常用的是奥林巴斯的肠夹。如图所示：

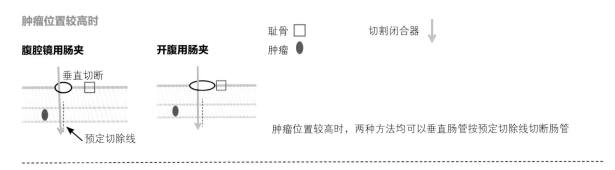

肿瘤位置较高时

耻骨 □　　　切割闭合器 ↓
肿瘤 ●

腹腔镜用肠夹　　　**开腹用肠夹**

垂直切断　　　　　　　　　　　　肿瘤位置较高时，两种方法均可以垂直肠管按预定切除线切断肠管
预定切除线

肿瘤位置较低时

腹腔镜用肠夹　　　　　　　　**开腹用肠夹**　　　　利用辅助小切口即可调整切割部位，可以很好地向肛门侧移动

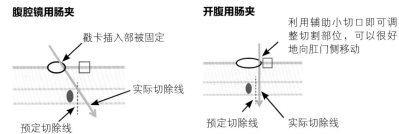

戳卡插入部被固定

实际切除线

预定切除线　　　　　　　　　　预定切除线　　　实际切除线

切除线倾斜，很难保证肿瘤被切除干净　　　垂直肠管，保证远端切缘在同一水平

肿瘤位置较低时，腹腔镜用肠夹因为耻骨上戳卡是固定的，很难垂直于直肠进行切断操作。但是辅助小切口使用的开腹用肠夹则可以有利于适当地向肛门侧移动切割闭合器，这样有利于垂直切断肠管。所以一般低位直肠时，都是采用开腹用肠夹加手套法较为稳妥。

⫷ Cut 02

切断近侧肠管

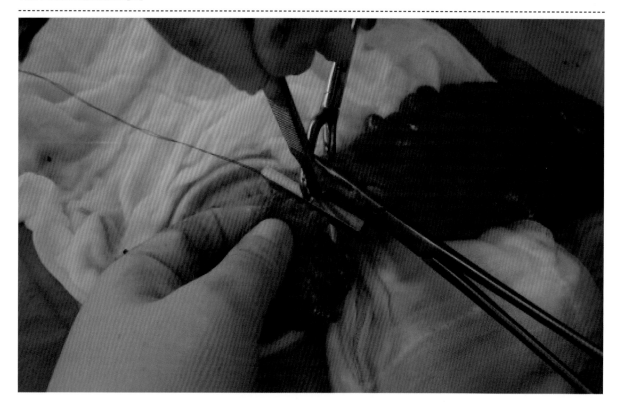

Exposure

01 切断直肠远端。

02 经脐小切口开腹，装好创缘护套，把肠管提出体外。

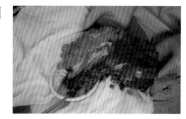

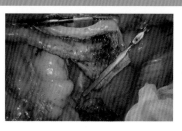

ITO's eye ———— 伊藤之眼

如何选择环形切割闭合器底砧型号

一般采用CDH 29mm或者是EEA 28mm。但是有以下几种情况时，建议用EEA 25mm较小的切割闭合器。

（1）肠管比较细。

（2）超低位直肠切断吻合中，肛门侧肠管距离较短时，一般采用容易通过肛管的吻合器，以尽量避免不必要的麻烦。

03 肿瘤近端肠管10cm处的肠系膜处理完毕之后，切断近端肠管。

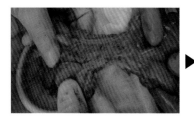 ▶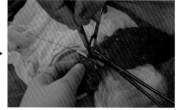

04 切断近端肠管后，装好底砧，把近端肠管还纳入腹腔。

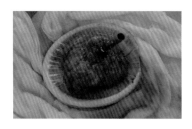

✓ Check Point

- 近端肠管血运如何。
➡ 有时如果血运不好，可以多切除一些肠管。

Pitfall

- 近端肠管较细的对策：
（1）肠管断端洒肠管松弛剂，用肠钳扩张肠管口。
（2）选择小的吻合器。
（3）侧端吻合，选择肠系膜对侧放入底砧，荷包缝合后进行侧端吻合。
- 是否切除口侧肠管断端脂肪：
（1）切除脂肪则可以减低吻合口的厚度，减少吻合口出血。
（2）不切除脂肪则可以保证血运。
（3）根据术者喜好，视情况而定。

《《 Cut 03

吻合

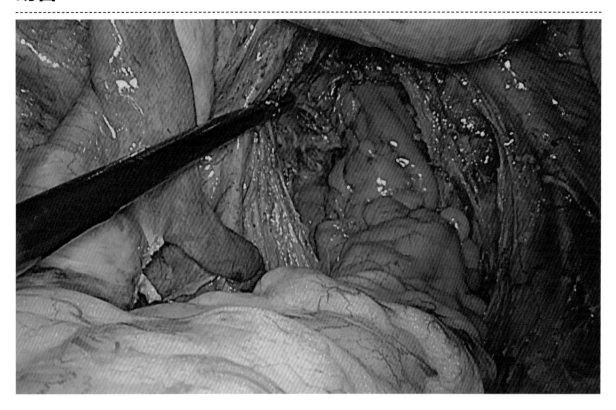

Exposure

01 将切割闭合器底砧放在骶岬前，此时确认肠系膜有无扭转、近端肠管是否游离充分。

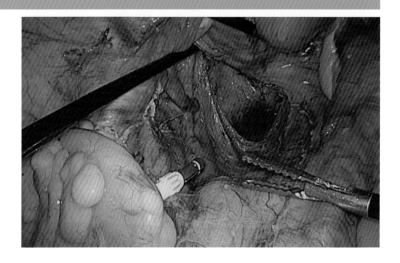

02 助手两手钳子辅助显露直肠前壁术野。

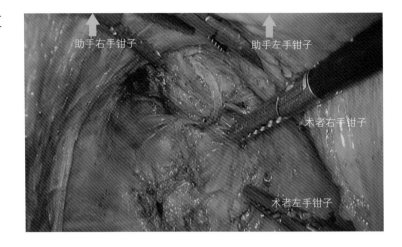

03 确认远端肠管钉仓形态是否完整。

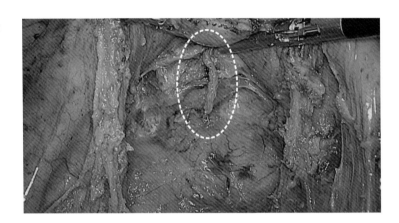

04 从肛门放入环形切割闭合器。

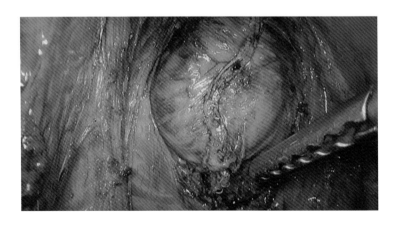

05 在钉仓边上穿刺出轴杆。如果分两次切割，轴杆尽量从两个钉仓交会点穿出。从肛门置入的环形切割闭合器轴杆穿刺时，环形切割闭合器主体不要松，稍微向头侧推；但是也不宜太过紧，以防损伤钉仓。

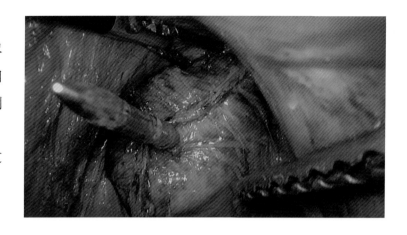

06 术者右手钳子抓住底砧中心杆的塑料部分，左手钳子抓住口侧肠管脂肪，移向肛门侧。

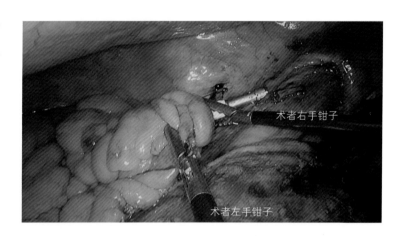

术者右手钳子

术者左手钳子

07 环形切割闭合器底砧与中心杆连接，术者右手钳子与左手钳子微调整后逐渐闭合，最后确认有无肠系膜扭转以及周围有无脂肪夹杂在吻合口上。

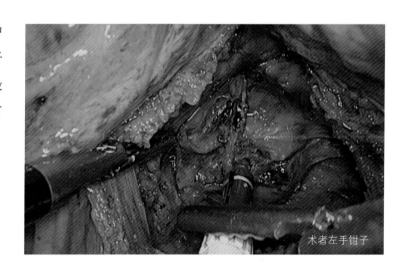

术者左手钳子

08 DST吻合，再次确认吻合口周围无其他组织卷入。

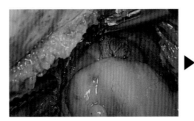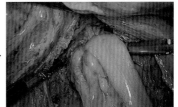

09 吻合后等待15s再拔出环形切割闭合器。观察吻合口有无张力或出血。

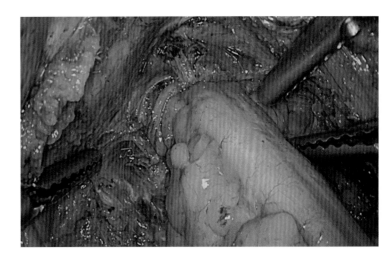

Pitfall

吻合口如果有张力，则进行追加肠管游离，一般需要游离脾曲。

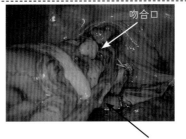

吻合口

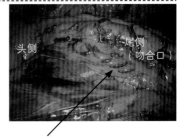

头侧

尾侧（吻合口）

肠系膜有张力

10 进行测漏试验，观察全周是否完整吻合。

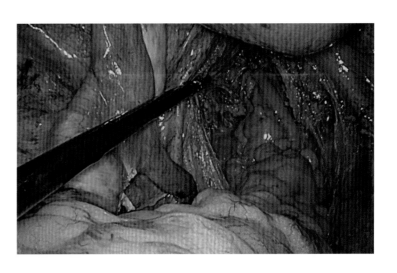

多次切割时

切断直肠时进行多次切割的话，中心杆应位于钉仓交界附近

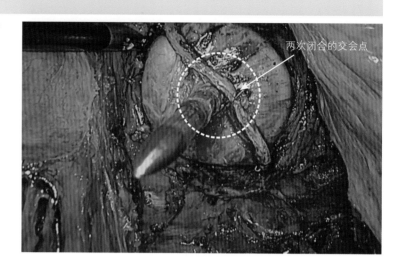

两次闭合的交会点

ITO's eye

伊藤之眼

吻合口较低时如何防止损伤肛门侧切割闭合钉

吻合口较低时，肛门到钉之间的距离极近，环形切割闭合器本体通过肛管就立刻到达切割闭合钉附近。此时，如果力气较大，很容易损伤到闭合的肛门侧直肠。为了防止此事发生，一般选择较细的切割闭合器。如果环形切割闭合器实在是很难进入肛管，则助手可以使劲向外侧扒开肛门皮肤，另一位助手则进行吻合。

等待环形切割闭合器的中心杆确实完整地穿透肛侧肠管，露出黄色的塑料底部，此时中心杆与头侧的底砧中心杆相连接。如果很难顺利接合，很有可能是因为轴心角度未能一致，因此首先要调整头尾轴心。

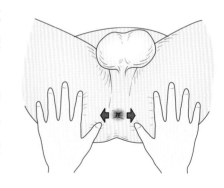

对于肿瘤较低且骨盆狭窄的病例，器械吻合较为困难的时候，可以尝试手工吻合（Coloanal Anastomosis，CAA），详情请参考第198页"直肠切除术后的重建方法"。多次切断直肠时，中心杆尽量靠近钉仓交会点。

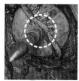

直肠两次切断

直肠一次切断

✔ Check Point

- 对女性患者吻合时，为了避免夹住阴道后侧壁，一般选择在切割闭合钉的背侧进行吻合，但是太靠近背侧的话，可能造成钉仓背侧附近组织缺血坏死。

→ 因此，笔者所在科室一般采用纵向切断直肠。

横向切断直肠

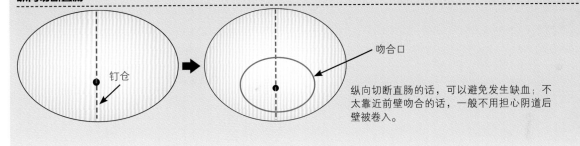

纵向切断直肠

纵向切断直肠的话，可以避免发生缺血；不太靠近前壁吻合的话，一般不用担心阴道后壁被卷入。

Note

腹腔镜下直肠癌手术与开腹直肠癌切除术的全球大规模临床试验现状

腹腔镜手术与开腹手术孰优孰劣，最近几年日本的JCOG0404发布了临床试验结果，其他几个随机对照试验结果也陆续发布出来了。

腹腔镜下大肠手术的合理性试验：JCOG0404试验

2016年日本的JCOG0404临床试验结果发布。除去横结肠以及降结肠之外，1057人的Ⅱ、Ⅲ期结肠癌患者的结果表明，开腹手术与腹腔镜手术相比，5年生存率方面开腹手术组为90.4%，腹腔镜手术组为91.8%，后者表现出较好的治疗成绩，这对腹腔镜下结肠癌手术来说，是一个很好的循证医学证据支持。

直肠癌手术的全球4个随机临床对照试验结果

最近几年直肠癌的4个随机临床对照试验（RCT）结果如下表所示。相对结肠癌来说，直肠癌的腹腔镜手术成绩更受全球关注。这4个RCT试验共同的结果是，腹腔镜手术与传统开腹手术相比，手术时间较长，但术中出血明显减少。COLORⅡ试验以及 COREAN试验结果显示出腹腔镜手术的组织学CRM阴性率与开腹手术有同等结果，且术后3年内局部复发率以及累计生存率方面也有相等的治疗成绩。

表●腹腔镜手术与开腹手术在直肠癌治疗中的RCT结果对比

	COLOR Ⅱ 试验		COREAN 试验		ALaCaRT 试验		ACOSOG 试验	
	腹腔镜手术	开腹手术	腹腔镜手术	开腹手术	腹腔镜手术	开腹手术	腹腔镜手术	开腹手术
手术时间	增加		增加		增加		增加	
出血量	低下		低下		低下		低下	
中转开腹率	16%		1.2%		9%		11%	
根治切除度					82%	89%	82%	87%
组织学CRM阴性率	90%	90%	97%	96%	93%	97%	88%	92%
3年累积生存率	87%	84%	92%	90%				
3年累积局部复发率	5.0%	5.0%	2.6%	4.9%				

📝**Note**

　　另一方面，2016年的两个RCT（ALaCaRT 试验以及ACOSOG试验）均只有短期结果，两者的腹腔镜手术的CRM组织学阴性率都比开腹手术成绩差。当然这两个临床试验结果的远期生存率还没有被报道，所以目前来说，评价腹腔镜在直肠癌手术的地位还为时尚早。就像日本的JCOG0404试验结果中，5年无复发生存率在各个医院之间还是有很大的差异的。比结肠癌难度更高的直肠癌腹腔镜手术中，其适应证更应当引起足够的重视。

　　直肠癌外科手术的特性是狭窄的骨盆空间里操作很不自由，腹腔镜手术却刚好解决了这个问题。

　　但是，行腹腔镜手术还是需要慎重地选择患者以及需要整个手术团队齐心协力的。

第1节
第2节
第3节
第4节
第5节
第6节
第7节
第8节

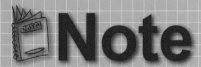

Note

直肠切断方法，
切断次数与吻合口漏的相关性

　　腹腔镜下低位直肠切除时，直肠切断使用钉仓3次以上，则增大吻合口漏的发生风险。因此，如何能够控制在2次之内是至关重要的。

《 直肠横向切断法

　　目前绝大多数医院使用的是从右下腹戳卡置入切割闭合器切断直肠，这样可以减小切口。但是需要注意以下几项事项：

　　行直肠横向切断法时，最重要的环节是如何使肠管与切割闭合器相垂直，呈水平切断。尽可能用一次切割闭合器就可切断，如果不能做到一次切断，那么第二次切断时，助手左手钳子尽量辅助直肠左侧壁向右侧推，争取第二次必须切断。

　　如何防止出现多次切割，最重要的是游离吻合口肛门侧足够长度的肠管。如果游离不充分，则置入切割闭合器时，其吻合器尖端术野极为不良，造成可能需要多次切断，且切割线呈锯齿状，容易引发吻合口漏。但是即便充分游离肛门侧直肠，在骨盆狭窄的男性低位直肠切除时，也很难做到在同一水平高度切断直肠。此时可选择直肠纵向切断。

《 直肠纵向切断法

　　直肠纵向切断就解决了上述问题。可以在很狭小的空间里以最短距离切断直肠。不仅在腹腔镜手术中如此，在开腹手术中也是。但是，男性耻骨一般偏向头侧，纵向切断时，难免直肠后壁可能不在一条水平切割线上。因此，第一发钉仓必须与直肠垂直交叉。

　　如果不能一次切断直肠，则在第二发钉仓使用时，需要多下工夫。助手肠钳从直肠后背向腹侧提拉直肠后壁，保证第二次必须完全切断直肠。但是，即便如此，还是有病例不能被顺利切断直肠，此时不要太过犹豫，直接在气腹下用电刀切断直肠进行经肛吻合为宜。

《腹腔镜下直肠纵向切断法

　　笔者所在科室主要采用腹腔镜下直肠纵向切断法。在耻骨上辅助小切口，手套以及创缘保护套辅助气腹，应用这种方法可以很好地观察直肠后侧壁，看到切割闭合器的尖端有无夹闭后壁。与一般的横向切断法比较，操作的可行性以及安全性较高。术者的钳子可以从直肠后壁向腹侧推直肠，以达到一发钉仓即可切断直肠。

　　如下表所示，腹腔镜下低位直肠切除吻合口漏的危险因子与吻合口的高度以及肛门侧距离相关，同样切断直肠的切割次数在3次以上也是高危因素。因此建议最多在第二次切割时立即切断直肠为宜，可以考虑采用直肠纵向切断法。

表●腹腔镜下低位直肠的器械吻合中吻合口漏的危险因子

因子（病例数）	吻合口漏发生率（%）	单变量分析		多变量分析	
		OD值（95%）	P值	OD值（95%）	P值
吻合口高度					
TME（50）	6（12%）	5.8（1.4~24.3）	0.02	5.3（1.2~22.7）	0.02
TSME（130）	3（2%）	—		—	
切割次数					
3次以上（27）	4（15%）	5.1（1.3~20.1）	0.02	4.6（1.1~19.2）	0.03
2次以下（153）	5（3%）	—		—	
BMI*					
>25	3（10%）	2.7（0.6~11.4）	0.2		
≤25	6（4%）	—			
腹腔镜手术例数					
>20（71）	5（7%）	0.5（0.1~2.0）	0.3		
≤20（109）	4（4%）	—			

＊BMI：体重指数
Ito M, Sugito M, Kobayashi A, et al. Relationship between multiple numbers of stapler firings during rectal division and anastomotic leakage after laparoscopic rectal resection. Int J Colorectal Dis. 2008 Jul; 23（7）: 703-707. より作成

各
论
Detail

第
6
章

第
7
章

第
8
章

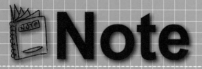
Note
肠管重建的循证医学证据

　　低位直肠癌术后的排便功能障碍很大程度上影响患者的术后生活质量。与之相关的有吻合口肠管高度、括约肌肌间切除与否、有无术前放疗与化疗以及肠管的重建方法等。重建方法有如下图所示的直筒形重建以及为了改善蓄便功能的J形结肠袋重建等。

《 再建方法

A：直筒形重建
肠管进行端端吻合，技术比较简单

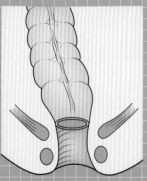

B：侧端形重建
口侧肠管闭锁，进行侧端吻合

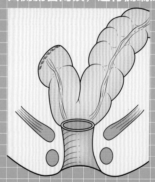

C：结肠横向成形术
口侧肠管纵向切开，进行横向吻合

D：J形结肠袋重建
闭锁口侧肠管断端，使肠管反折后做成结肠袋，对于有的病例很难实施

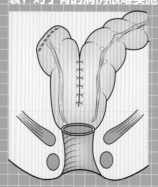

Note

第1节

第2节

第3节

第4节

第5节

第6节

第7节

第8节

排便功能

术后1年内，直筒形重建的排便功能劣于J形结肠袋重建。
但是1年以后两者之间没有差异。

可以实施J形结肠袋重建的病例，J形结肠袋重建优于结肠横向成形术。
术后2年后仍然有差异。

J形结肠袋重建后的不足之处：
有可能引起排便功能不良，因为J形结肠袋的大小，可能与排便困难相关。

并发症

对于术后吻合口漏、死亡率、二次手术率、吻合口狭窄发生等，各种重建方法均无差异。

参考文献

[1] Karanja ND, Schache DJ, Heald RJ. Function of the distal rectum after low anterior resection for carcinoma. Br J Surg. 1992；79（2）：114-116.

[2] Bretagnol F, Rullier E, Laurent C,et al. Comparison of functional results and quality of life between intersphincteric resection and conventional coloanal anastomosis for low rectal cancer. Dis Colon Rectum. 2004；47（6）：832-838.

[3] Hassan I, Larson DW, Cima RR, et al. Long-term functional and quality of life outcomes after coloanal anastomosis for distal rectal cancer. Dis Colon Rectum. 2006；49（9）：1266-1274.

[4] Huttner FJ, Tenckhoff S, Jensen K, et al. Meta-analysis of reconstruction techniques after low anterior resection for rectal cancer. Br J Surg. 2015；102（7）：735-745.

[5] Machado M, Nygren J, Goldman S, et al. Functional and physiologic assessment of the colonic reservoir or side-to-end anastomosis after low anterior resection for rectal cancer: A two-year follow up. Dis Colon Rectum. 2005；48（1）：29-36.

[6] Fazio VW, Zutshi M, Remzi FH, et al. A Randomized Multicenter Trial to Compare Long-Term Functional Outcome, Quality or Life, and Complications of Surgical Procedures for Low Rectal Caners. Ann Surg. 2007；246（3）：481-490.

[7] Lazorthes F, Gamagami R, Chiotasso P, et al. Prospective, randomized study for determination of optimum pouch size. Dis Colon Rectum. 1997；40（12）：1409-1413.

第8章

括约肌肌间切除术
（Interosphincteric Resection，ISR）

对低位直肠癌的极限保肛术：行括约肌肌间切除术时须掌握肛管以及游离层面解剖。

依据我们的研究，发现游离肛管联合纵肌时，该肌与肛提肌不是联合一体的。直肠纵肌的侧面与肛提肌直接附着在一块。理解了这样的解剖，有助于 ISR 的定型化。

《 肛管内不存在联合纵肌

ISR中游离层面如下图中蓝色线条标记所示，这是平常被称为联合纵肌的部位。一般认为联合纵肌由横纹肌的肛提肌与平滑肌范畴的直肠纵肌混合而成。那么实际解剖中是否真的存在联合纵肌呢？

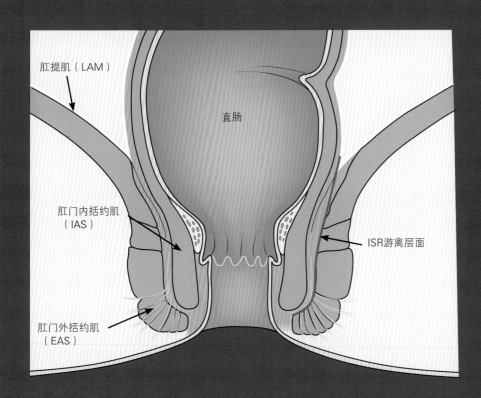

下页图是肛管前侧面的HE染色以及免疫染色图像，通过免疫染色可以把平滑肌与横纹肌分开，很容易区分这两种肌纤维。

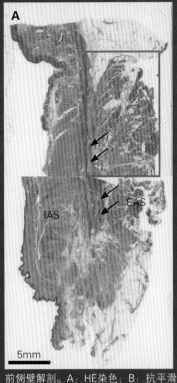
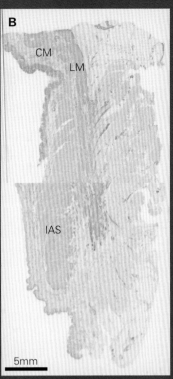
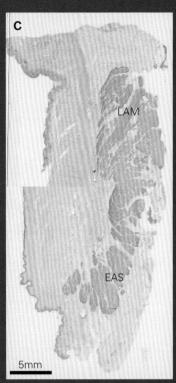

前侧壁解剖。A：HE染色；B：抗平滑肌抗体免疫染色；C：抗横纹肌抗体免疫染色（CM：环状肌；LM：纵肌）

    上图A中可见肛门内括约肌（IAS）与肛门外括约肌（EAS）之间的纵肌。免疫染色显示该纵肌主要为平滑肌纤维（上图B），直肠纵肌直接延续到肛管内，并不是肛管内新生的肌肉纤维。

    下图是肛提肌与直肠纵肌的扩大图（上图A中蓝色方框内的部分的扩大图）。详细观察后可发现肛提肌并不是与直肠纵肌单纯地联合或者混合在一起的（下图E圆圈内）。

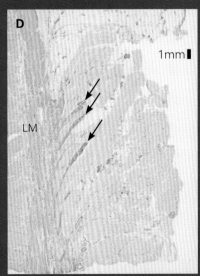
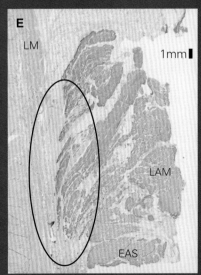

前侧壁的肛提肌附着点。D：抗平滑肌抗体免疫染色，E：抗横纹肌抗体免疫染色

第八章

括约肌肌间切除术（Intersphincteric Resection，ISR）

换句话说，并不是肛提肌与直肠纵肌联合形成了联合纵肌，而是肛提肌与直肠纵肌的侧面直接接合而已，这样比较好理解。

》 ISR是在直肠纵肌与肛提肌、肛门外括约肌之间游离

ISR是切开直肠纵肌与肛提肌间的附着点，在直肠纵肌与肛提肌-肛门外扩约肌间进行游离的一种术式。

肛管解剖示意图如下图所示，其ISR游离线也如下图所示。

前侧壁（Antero-lateral）	侧壁（Lateral）	后壁（Posterior）

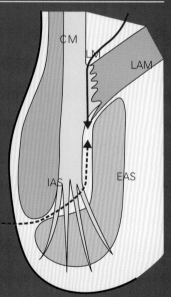 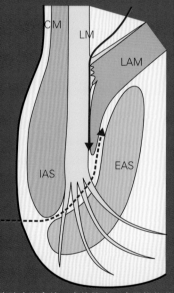 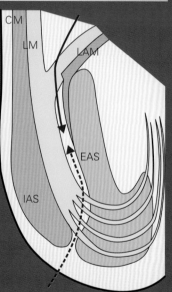

肛管示意图以及ISR游离线。实线箭头：腹腔内游离线；虚线箭头：会阴操作游离线

如上图所示，可以发现肛管前侧壁、侧壁以及后壁之间的解剖差异。我们在实际研究中也发现，形成肛管的平滑肌与横纹肌根据肛管位置而变化。比如说，后壁的肛提肌表面有一层较厚的平滑肌组织，这个平滑肌组织与直肠纵肌相连（下页图）。因此，ISR时不切除这个较厚的平滑肌组织是很难进入到肛管后壁（上图中的后壁简图）的。实际手术与以上简图描述一致。期待今后ISR的定型化。

后壁比较厚的平滑肌组织 = Hiatal 韧带

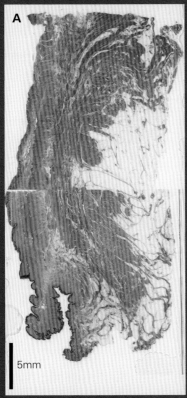
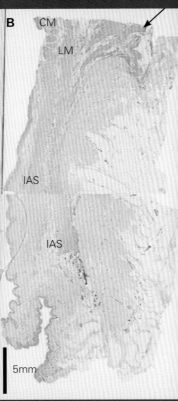
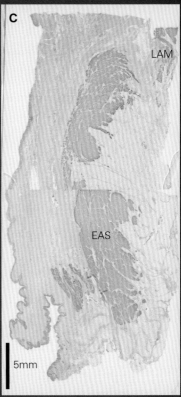

后壁解剖。A：HE染色；B：抗平滑肌抗体免疫染色；C：抗横纹肌抗体免疫染色。B图显示的是肛提肌表面的较厚的平滑肌

《 参考文献

[1] Y Tsukada，M Ito，K Watanabe, et al. Topographic Anatomy of the Anal Sphincter Complex and Levator Ani Muscle as It Relates to Intersphincteric Resection for Very Low Rectal Disease. Dis Colon Rectum. 2016; 59（5）: 426-433.

第1节
第2节
第3节
第4节
第5节
第6节
第7节
第8节
第9节
第10节

各
论
Detail

第
6
章

第
7
章

第
8
章

第8章 从腹腔侧进行 括约肌肌间切除术

第1节

这里的游离操作主要基于肛管的解剖学特点来进行讲解，分成4个手术区域有助于理解：

（1）直肠侧方。
（2）直肠前侧方。
（3）直肠后方。
（4）直肠前方。

我们对各部分的手术顺序进行讲解。

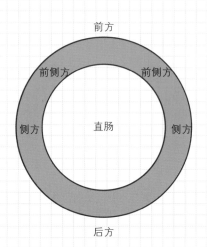

第8章

第2节

手术区域①直肠侧方

　　直肠的侧方显露出附着在直肠上的耻骨直肠肌纤维，确定直肠耻骨肌上缘后，进入括约肌肌间切除线。直肠侧方是最容易进入括约肌肌间切除的部位。

Camera Blocking

1 确定耻骨直肠肌的直肠附着部（右侧）
2 进入括约肌间层面

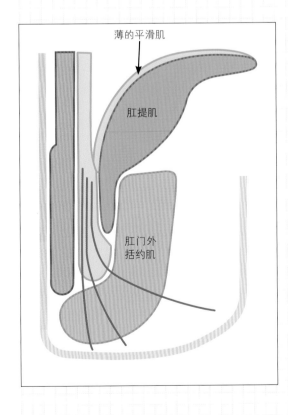

薄的平滑肌

肛提肌

肛门外
括约肌

直肠侧方

肛提肌：以比较缓和的角度与直肠侧方相连。

肛提肌表面的平滑肌纤维：比较薄。

解剖学上来说，直肠侧方的肛提肌以一个比较倾斜的角度附着在直肠纵肌上，是一个比较容易进入括约肌肌间的部位。

各
论
Detail

第
6
章

第
7
章

第
8
章

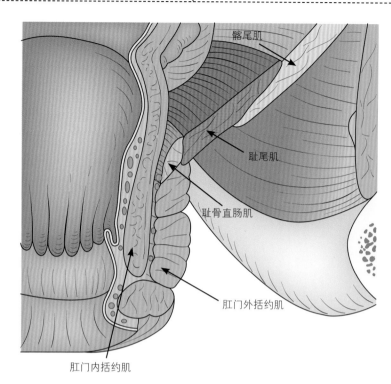

髂尾肌

耻尾肌

耻骨直肠肌

肛门外括约肌

肛门内括约肌

肛提肌由髂尾肌、耻尾肌、耻骨直肠肌构成，耻骨直肠肌是直接附着在直肠上的。在行括约肌肌间切除术时，首先应当确认好耻骨直肠肌。

⟪ Cut 01

确定耻骨直肠肌的直肠附着部（右侧）

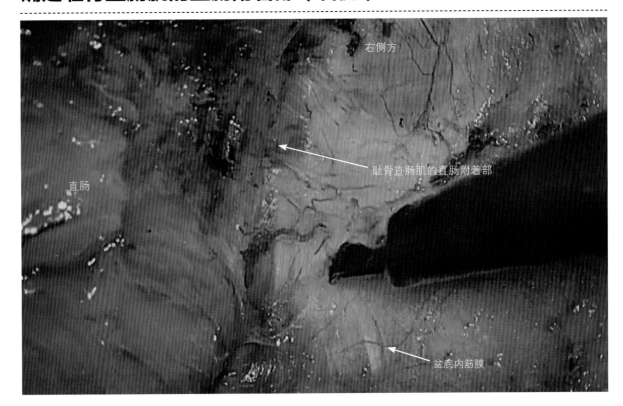

右侧方

耻骨直肠肌的直肠附着部

直肠

盆底内筋膜

各
论
Detail

第
6
章

第
7
章

第
8
章

Exposure

01 耻骨上戳卡肠钳把直肠头侧牵向左头侧，助手右手钳子牵拉肛门侧直肠向左侧推。6戳卡法时，助手左手钳子抓提右前方的腹膜牵向2点钟方向，使低垂的阴道后壁等脏器向腹侧推开，确保术野清晰。术者左手钳子牵拉盆底内筋膜，形成一个反张力。

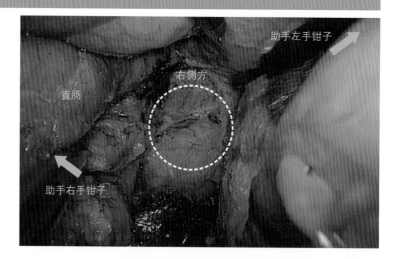

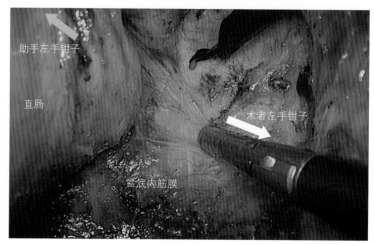

Dissection

02 游离盆底内筋膜与直肠固有筋膜一直到耻骨直肠肌的直肠附着部。

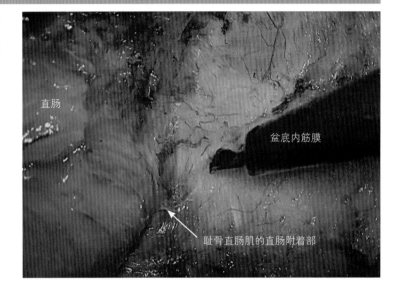

直肠

盆底内筋膜

耻骨直肠肌的直肠附着部

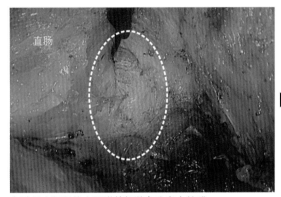

直肠

向耻骨直肠肌的直肠附着部游离盆底内筋膜

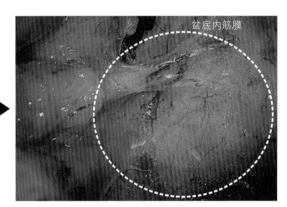

盆底内筋膜

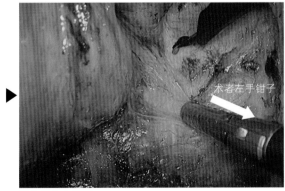

术者左手钳子

牵拉盆底内筋膜

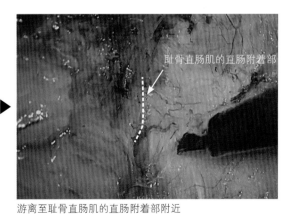

耻骨直肠肌的直肠附着部

游离至耻骨直肠肌的直肠附着部附近

各
Detail
论

第6章

第7章

第**8**章

⋘ Cut 02

进入括约肌肌间层面

Exposure

01 切断5mm的盆底内筋膜，使其附着在切除标本侧。显露出肛提肌纤维，根据肿瘤的浸润程度以及所在部位调整盆底内筋膜的切除范围。术者左手钳子向外侧牵拉耻骨直肠肌，显露出括约肌肌间层面。

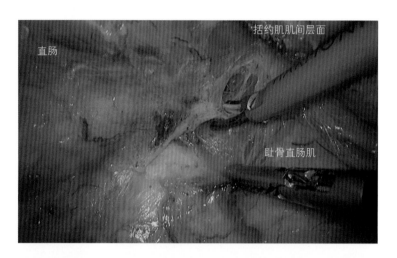

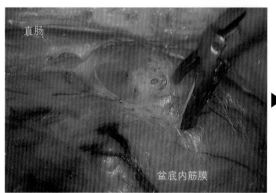

切断盆底内筋膜

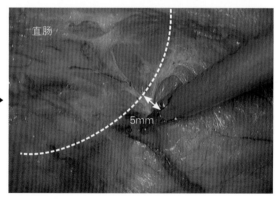

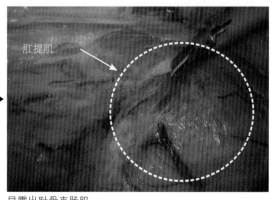

显露出耻骨直肠肌

> ╱ Pitfall
>
> 因解剖学个人差异，盆底内筋膜比较薄（一般女性较多见）的病例很多时候没有明显的盆底内筋膜。

02 括约肌肌间切除术中一般要求对肿瘤下缘到肛门侧2cm处进行游离。

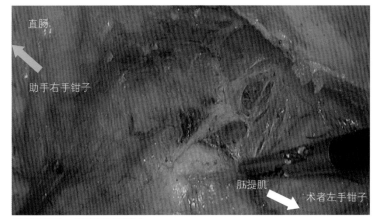

抓提肛提肌，形成反对侧张力

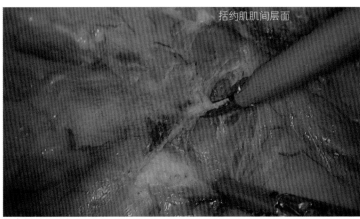

游离括约肌肌间层面

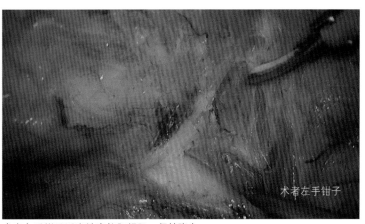

术者左手钳子适当地牵拉肛提肌，保持张力

各
论
Detail

第6章

第7章

第8章

Dissection

03 以同样方式游离左侧。
与右侧不一样的是，术
者钳子牵拉直肠，助手钳子牵拉
盆底内筋膜以及耻骨直肠肌。

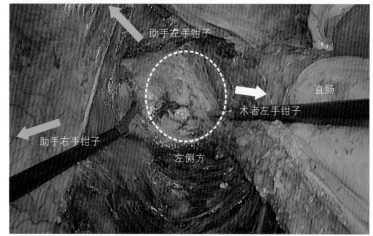

左侧方远景图

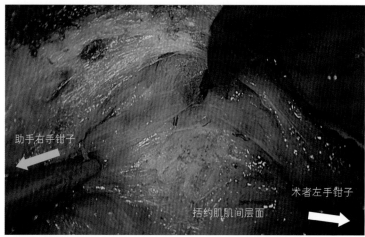

左侧方近景图

04 直肠左侧较右侧操作起来
困难，主要有以下几点：

（1）术者钳子如果抓提肛
提肌则很容易与助手钳子相交
叉，产生干扰。

（2）器械角度不合适。

（3）直肠干扰术者右手钳
子，很难向内侧游离。虽然可以
通过更换术者位置来改善操作环
境，但是一般都是选择改用超声
刀，即可克服上述困难，而不需
要更换术者位置。

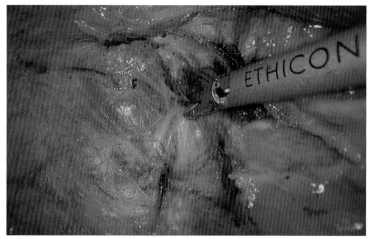

左侧方

ITO's eye 伊藤之眼

肛管解剖（HL、DL、AV之间的关系）

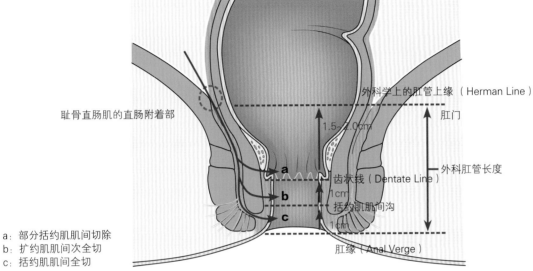

耻骨直肠肌的直肠附着部

外科学上的肛管上缘（Herman Line）

肛门

1.5~2.0cm

齿状线（Dentate Line）

外科肛管长度

1cm

括约肌肌间沟

1cm

肛缘（Anal Verge）

a：部分括约肌肌间切除
b：扩约肌肌间次全切
c：括约肌肌间全切

平均来说，男性的肛管长度为3.5~4.0cm，女性的肛管较男性短

第8章   手术区域②直肠前侧方

第3节

前侧方处理完神经血管束（NVB）直肠支之后，即可进入括约肌肌间层面。保留神经纤维，小心地止血，则很容易进入到括约肌肌间层面。

Camera Blocking

1 处理神经血管束后进入右侧括约肌肌间层面

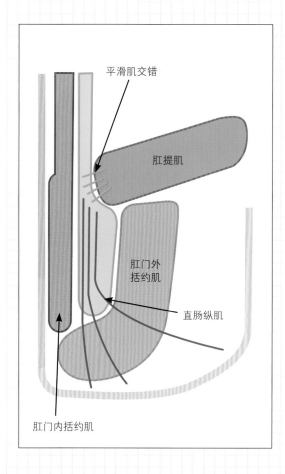

直肠前侧方

肛提肌：接近直角与直肠相附着。

肛提肌表面的平滑肌：未被发现。

肛提肌与直肠纵肌间有少量的平滑肌纤维交错。

《《Cut 01

处理神经血管束后进入右侧括约肌肌间层面

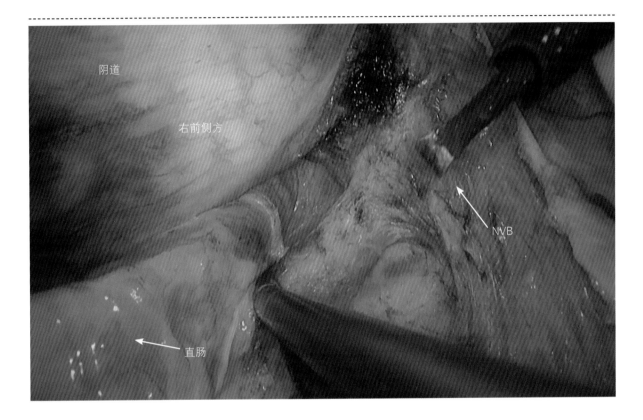

各
论
Detail

第6章

第7章

第8章

Exposure

01 耻骨上戳卡肠钳向左头侧
牵拉直肠。助手右手钳子
向2点钟方向牵拉神经血管束外
侧腹膜。6戳卡时，需注意助手
左手钳子是否与术者或扶镜手相互
干扰。

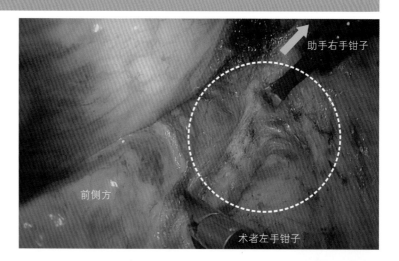

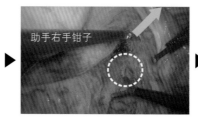

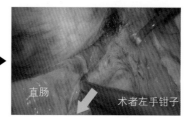

Dissection

02 前侧方处理完神经血管束
之后，其背侧即为括约肌
肌间层面。

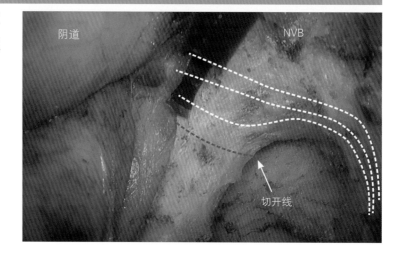

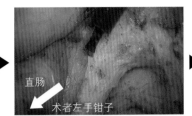

直肠

术者左手钳子

术者左手钳子保持张力，右手钳子切
断神经血管束（NVB）直肠支

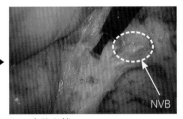

NVB

NVB内的血管

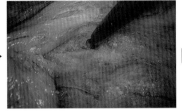

切断直肠支后，即可进入括约肌肌间层面

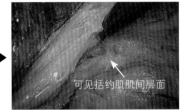

可见括约肌肌间层面

此处尽量使括约肌肌间层面游离范围
扩大，可以方便之后的游离操作

第
1
节

第
2
节

第
3
节

第
4
节

第
5
节

第
6
节

第
7
节

第
8
节

第
9
节

第
10
节

Exposure

03 左前侧方：与右侧操作相同。

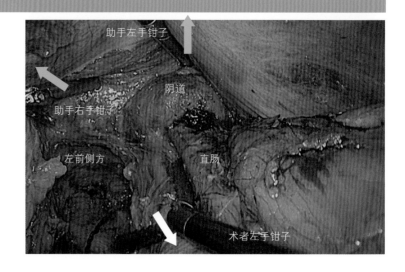

Dissection

04 与侧方操作一样，左前侧方操作时术者操作较为困难，建议使用超声刀。

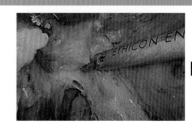 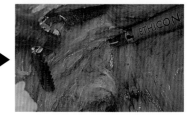

Pitfall

处理神经血管束时注意别损伤血管，一般使用超声刀为宜。

出血可能引起游离层面不清晰。

但是如果肿瘤浸润到神经血管束，则另当别论。

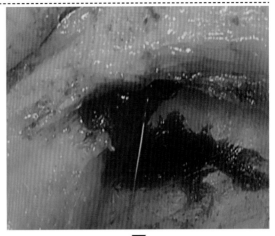

如果不适当止血，则很可能引起出血

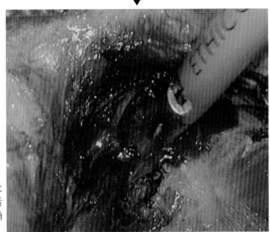

一旦该处出血，术野变红之后，其后的游离操作很难确定正确的层次

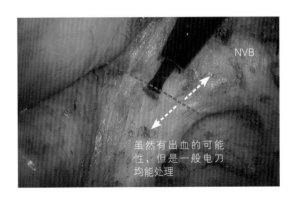

NVB

虽然有出血的可能性，但是一般电刀均能处理

ITO's eye ——————————————————————◆ 伊藤之眼

是先处理前侧方，还是先处理侧方？

一般来说是先处理侧方，再处理前侧方。但是近年来，先处理前侧方的情况比较多见。因为从前侧方进入括约肌肌间层面重现性比较高。也就是说，除了耻骨直肠肌的直肠附着部外，前侧方确定的括约肌肌间层面也是解剖标志之一。可以很好地与侧方游离相连接。但是需要注意的是，前侧方游离时如果损伤神经血管束，则可引起出血，导致术野层次不清，所以还是建议先处理侧方，再处理前侧方。

手术区域③直肠后方

第8章

第4节

从左、右两侧游离完直肠后，可以很好地辨认直肠后方与尾骨之间的 Hiatal 韧带，切断该韧带即可见呈"V"字形包绕直肠的耻骨直肠肌。

Camera Blocking

1 切断Hiatal 韧带
2 进入括约肌肌间层面

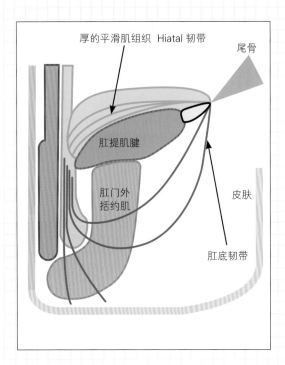

厚的平滑肌组织 Hiatal 韧带

尾骨

肛提肌腱

肛门外括约肌

皮肤

肛底韧带

直肠后方

肛提肌：以比较缓和的角度附着在直肠纵肌上。

肛提肌表面的平滑肌：直肠纵肌相延续的比较厚的平滑肌组织，被称为Hiatal韧带（又称直肠尾骨肌），是一索状物。要进入括约肌肌间层面，则必须切断Hiatal 韧带。

⟪ Cut 01

切断Hiatal 韧带

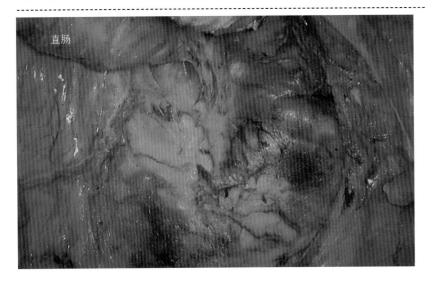

直肠

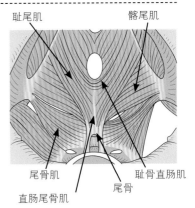

耻尾肌   髂尾肌
尾骨肌   耻骨直肠肌
直肠尾骨肌   尾骨

直肠周围存在着耻骨直肠肌以及耻尾肌，但实际上术中很难区分。
耻尾肌在直肠后壁融合成直肠尾骨肌一样的缝隙状结构，比较好辨认。
在这之上则有直肠后壁与尾骨相连接的平滑肌组织，即Hiatal韧带，也就是所谓的直肠尾骨肌与直肠间的连接部分。

Exposure

01 耻骨上戳卡肠钳向头侧正中稍左牵引直肠，抓持部位稍微移向肛门侧，则可使直肠稍微直立，这样直肠背侧术野将变得宽敞。

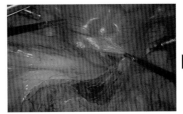
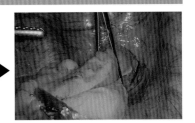

肠钳向肛门侧移动

02 助手右手钳子向腹侧头侧牵拉直肠后壁，以确保有良好的术野。

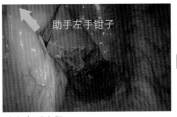
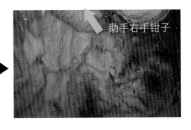

助手左手钳子   助手右手钳子

垂直牵引直肠

Dissection

03 直肠左、右侧壁游离充分后，可见Hiatal韧带的走行方向，也就可以参照左、右两侧直肠壁决定Hiatal韧带的切离水平，防止损伤直肠。

04 Hiatal 韧带内有血管走行，需边切断边用电刀或者超声刀细心止血。该韧带为平滑肌，切断之后呈现出特有的焦痕。太靠近直肠切断Hiatal韧带的话，很容易损伤直肠，为了保证肿瘤切缘干净，须注意别太靠近直肠切除。

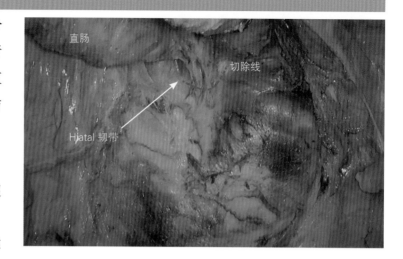

直肠

切除线

Hiatal 韧带

05 术者左手钳子牵拉背侧盆底内筋膜，右手电刀切断Hiatal 韧带，平滑肌成分的韧带切断后呈特有的茶色焦痕。

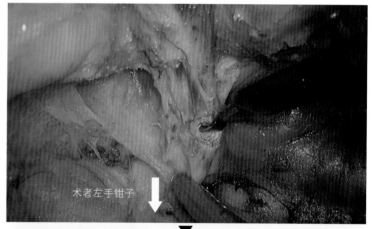

术者左手钳子

06 切断Hiatal韧带之后，可见直肠尾骨肌。

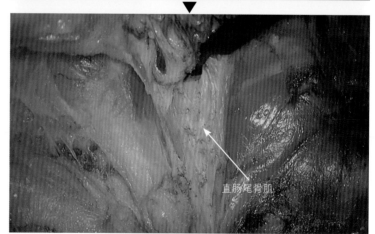

直肠尾骨肌

≪ Cut 02

进入括约肌肌间层面

Dissection

01 电刀切到肛提肌后可以使肛提肌收缩，以收缩与否为游离参考，逐渐游离出括约肌肌间层面。

　　尽量术者左手钳子向外侧牵拉肛提肌，术者用双手法进行游离。比较难操作的话，可选择使用超声刀。

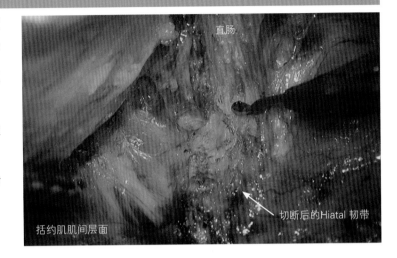

括约肌肌间层面 / 直肠 / 切断后的Hiatal 韧带

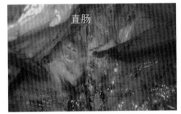

切断Hiatal 韧带

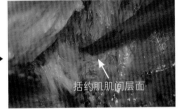

有意识地确认耻骨直肠肌进入到括约肌肌间层面

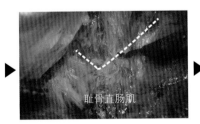

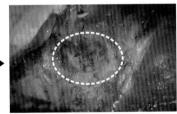

耻骨直肠肌呈环状样

各
论
Detail

第6章
第7章

第
8
章

手术区域④直肠前方

第8章
第5节

与 TME 一样，从腹腔侧进行前壁游离是非常困难的，特别是对于男性或者比较肥胖、骨盆狭窄的病例就更加困难了，所以前壁游离一般放在最后环节。

Camera Blocking

1 游离前方

◀◀ Cut 01

游离前方

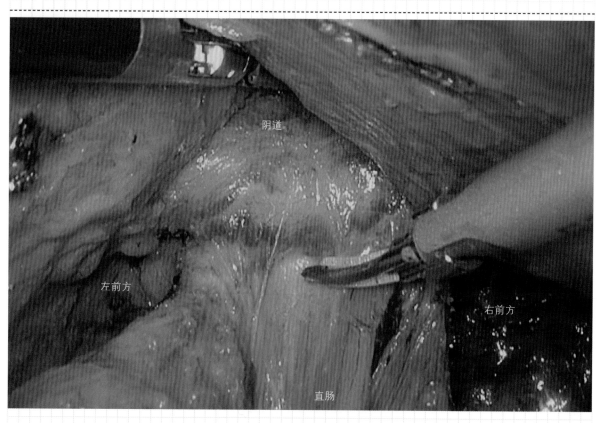

阴道

左前方

右前方

直肠

Exposure

01 助手钳子向腹侧牵拉阴道后壁或者前列腺，术者左手钳子张开向背侧后侧压直肠前壁，张力稍大即可显露出游离层面。尽量扩大游离层面，利于后续操作。

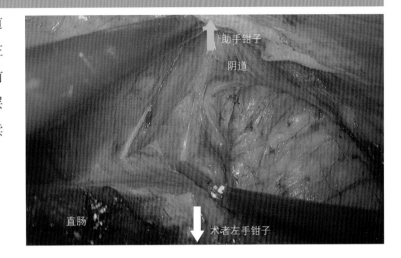

6戳卡手术时

01 采用6戳卡时，助手双手钳子交叉向腹侧展开直肠前壁术野。

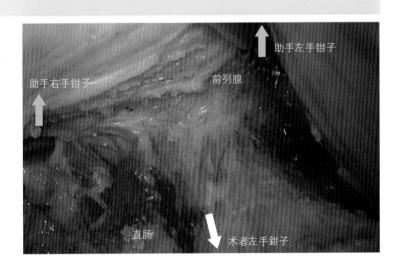

Dissection

02 术者左手钳子向背侧后侧压直肠前壁，保持有足够张力，右手超声刀逐渐游离前壁与阴道（前列腺）之间的间隙。女性阴道静脉丛为前壁的游离终点。

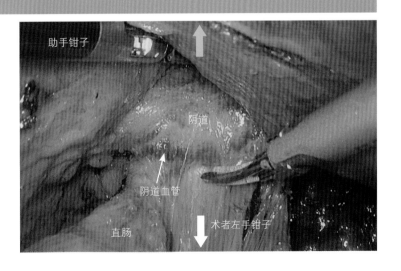

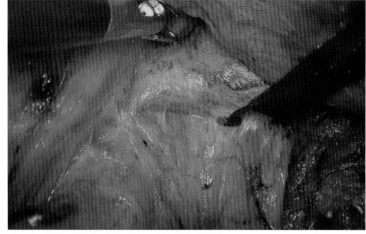

术者左手钳子向背侧后侧展开，保持张力很关键

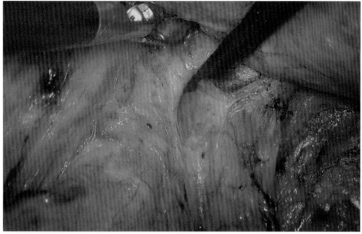

偶尔用平铲电刀尖仔细游离之后，切断组织

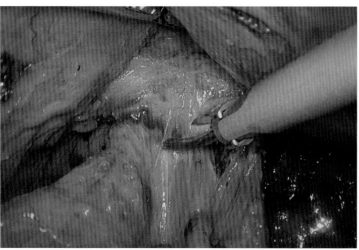

游离推进到阴道后壁静脉丛，则为前壁游离的终点

Dissection

03 随着前方游离的推进，有
的病例中可见附着在前列
腺上的邓氏筋膜，如果继续向肛门
侧游离，则需要切断该筋膜。

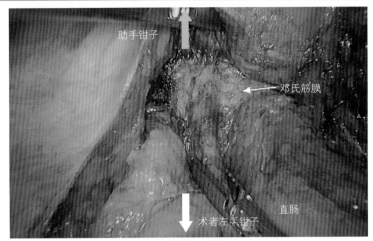

助手钳子适当向深部推进，调整好前壁术野张力

▼

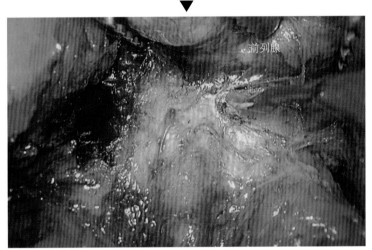

切断邓氏筋膜

▼

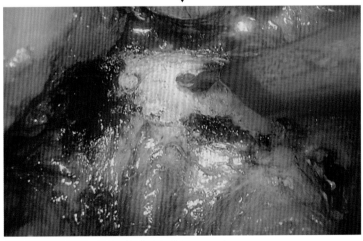

切开前壁邓氏筋膜，注意别损伤直肠纵肌

第1节

第2节

第3节

第4节

第5节

第6节

第7节

第8节

第9节

第10节

各论 Detail

第 **6** 章

第 **7** 章

第 **8** 章

04 切开邓氏筋膜后，又可见一疏松的游离层面。男性患者的话，尽可能向肛门侧游离。

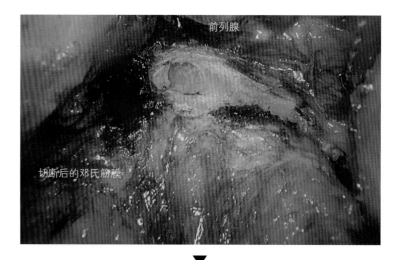

前列腺

切断后的邓氏筋膜

▼

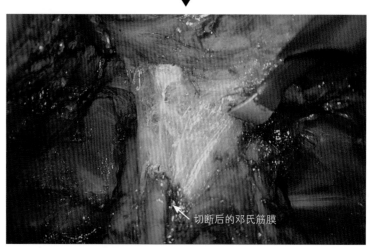

切断后的邓氏筋膜

ITO's eye

根据肛管周围的外科解剖特征进行括约肌肌间层面游离

确定括约肌肌间层面

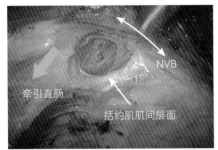

要想确定括约肌肌间层面，神经血管束（NVB）后面的间隙尤为重要

括约肌肌间层面游离的顺序

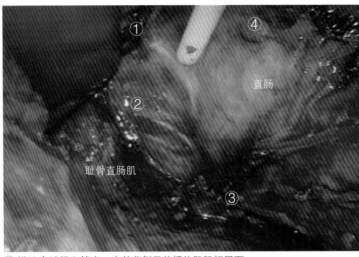

① 辨认出神经血管束，在其背侧寻找括约肌肌间层面
② 在直肠侧壁显露出肛提肌表面，沿着该层面向肛管内侧游离
③ 直肠左、右侧壁游离结束后，参考左、右直肠壁游离出Hiatal韧带，并将其切断
④ 最后游离直肠前壁，切断前壁的邓氏筋膜后可以到达与直肠外纵肌相延续的直肠尿道肌，该肌也是平滑肌。单纯靠腹腔入路很难切断该肌

各
论
Detail

第
6
章

第
7
章

第
8
章

第8章

第6节

会阴操作的体位设定

第 6~10 节着重介绍 ISR 时会阴操作到肛门吻合的步骤，以及会阴操作的体位设定等。

Camera Blocking

1 清洗直肠
2 铺巾以及器械设定
3 体位

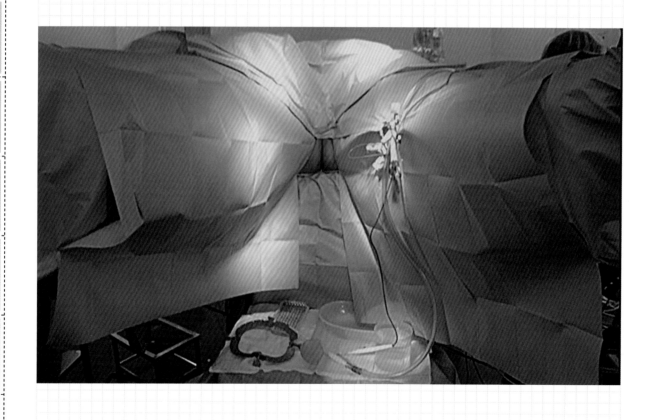

≪ Cut 01

清洗直肠

01 腹腔内的肠钳在RS附近夹闭直肠，从肛门侧用2L生理盐水加入5mL碘酒进行直肠清洗，防止肿瘤细胞黏附在直肠黏膜上。

≪ Cut 02

铺巾以及器械设定

01 消毒后按照臀部背侧—左右—耻骨上的顺序铺巾，用皮钉固定。

02 将电刀以及吸引管固定在左下肢上，会阴操作台放在正下方。

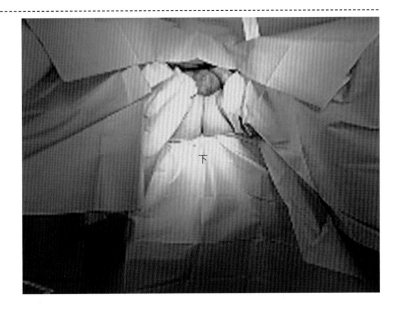

下

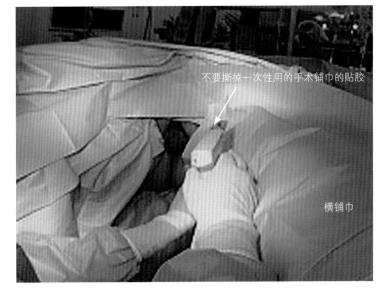

不要撕掉一次性用的手术铺巾的贴胶

横铺巾

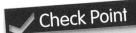Check Point

● 会阴部手术铺巾，只露出肛门周围即可。

各
Detail
论

第6章

第7章

第8章

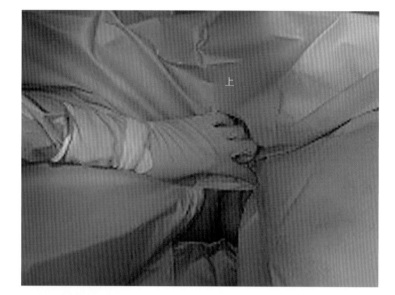

上

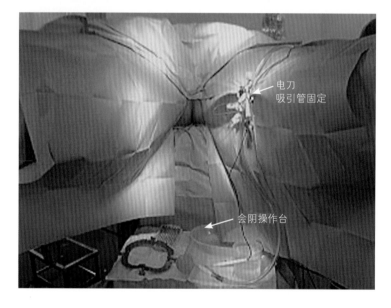

电刀
吸引管固定

会阴操作台

≪ Cut 03

体位

01 手术台尽量向肛门侧移，两下肢稍抬高，头稍低位。

头低位，会阴位置稍微向上抬

双下肢稍微抬高

手术台向肛门侧移动

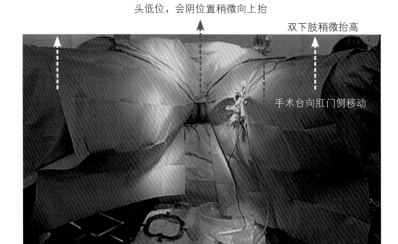

各
论
Detail

第
6
章

第
7
章

第
8
章

第8章 肛门撑开器辅助下展开肛门术野

第7节

用 Lone Star 拉钩辅助肛门术野展开，确认肿瘤位置。

Camera Blocking

1 安装Lone Star拉钩
2 确认肿瘤位置

《《Cut 01

安装Lone Star拉钩

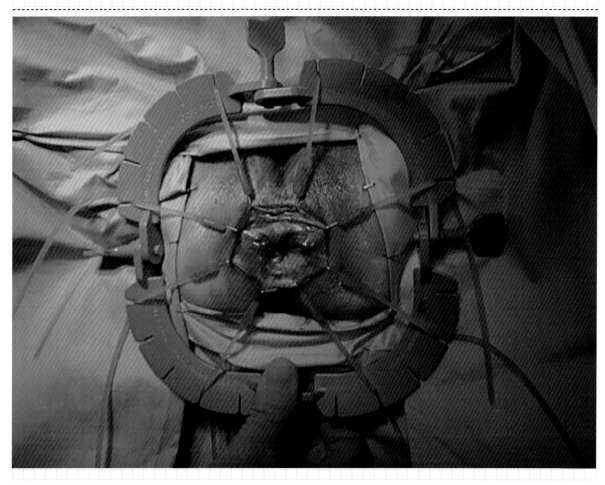

01 助手辅助Lone Star固定。

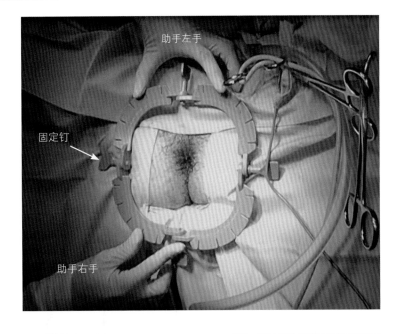

02 牵引拉钩固定。从肛缘开始按图所示对称固定。选用5mm的锋利固定拉钩。对于有痔疮的病例，很可能会出血，此时加大牵引力度，彻底止血之后再固定下一个牵引拉钩。

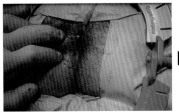 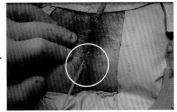

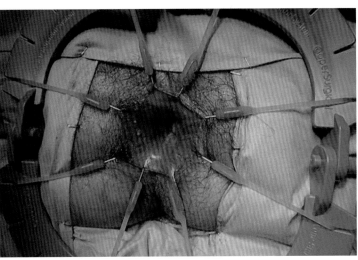

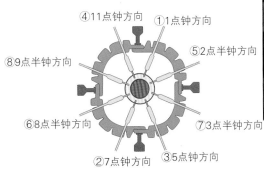

④11点钟方向　①1点钟方向
⑧9点半钟方向　⑤2点半钟方向
⑥8点半钟方向　⑦3点半钟方向
②7点钟方向　③5点钟方向

按①～⑧顺序固定好拉钩

⫸ Cut 02

确认肿瘤位置

肛管上皮颜色因人而异，但肛柱上、下缘还是比较容易区分的。齿状线（DL）以及Herrmann线（HL）比较容易鉴别。

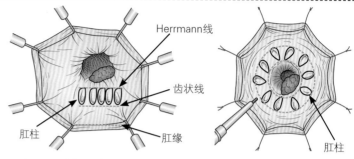

肛管的区别

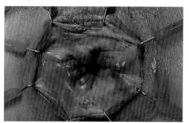

女性：较容易操作

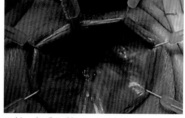

男性：标准肛管

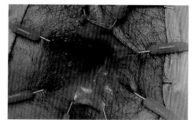

男性：比较深

01 扩肛器辅助肛门术野展开，辨认肿瘤位置，用金属标尺测量好肿瘤下缘距离Herrmann线以及齿状线、肛缘之间的距离。

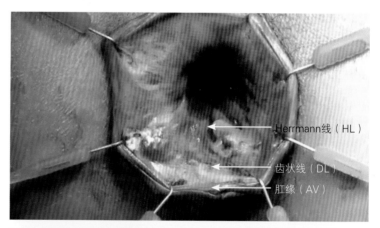

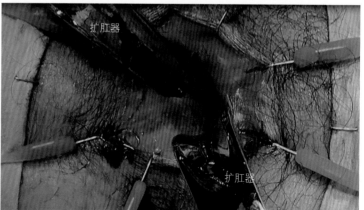

肿瘤位置

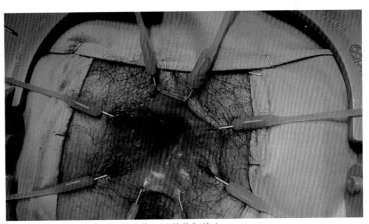

测量肿瘤下缘距离

02 根据肿瘤的位置，在切除线5~10mm处把Lone Star重新固定好。

Lone Star的位置因各个病例不同而有所差异。一般来说采用Lone Star肛门撑开器，可以展开观察到肛缘头侧7cm部位的手术区域；也就是说，即便是手工缝合，也可以借助Lone Star系统辅助术野展开。但是往往需要重新把Lone Star的针重新固定在直肠黏膜上。如果不仔细操作，可能会出现黏膜出血损伤等，这是值得注意的。

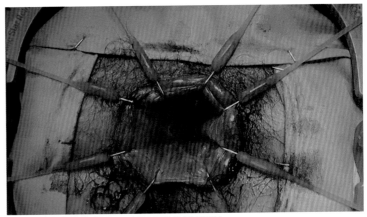

根据肿瘤下缘调节牵引拉钩的位置（钩住肛缘）

把拉钩挂在齿状线附近，可以显露出头侧更深处

各
Detail
论

第
6
章

第
7
章

第
8
章

游离肛管

第8章

第8节

游离肛管是 ISR 中离肿瘤最近的操作。需要慎重地设定肛门侧切除线，确保环周切缘阴性，仔细游离肛管。

Camera Blocking

1 标记切除线

2 肛门侧切开

3 闭合肛管断端

4 全周游离

≪ Cut 01

标记切除线

01 在肿瘤下缘距肛门2cm处进行电刀黏膜标记，肿瘤对侧的切除线可以稍微向头侧靠，可以更好地保留肛门功能。

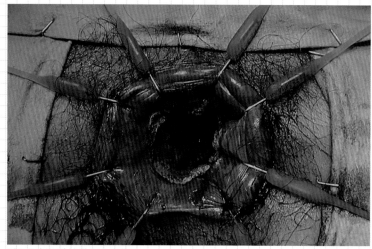

对肛门侧切除线进行全周标记

≪ Cut 02

肛门侧切开

Dissection

01 从肛管后壁开始，切开直肠黏膜、直肠环肌及纵肌，显露出肛门外括约肌以及肛提肌的环状纤维。受电刀刺激后发生收缩的肌肉，则为横纹肌纤维的肛提肌或者肛门外括约肌。

在齿状线附近的肛门外括约肌一般阙如，只见肛提肌。

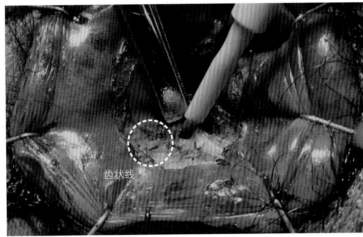

露出肛提肌以及肛门外括约肌

02 一旦确认了肛提肌，就沿着该肌表面置入超声刀逐渐进行全周游离。

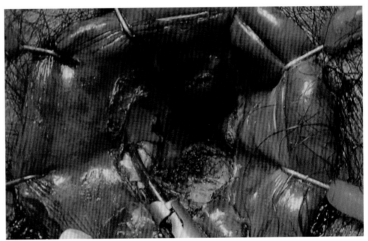

置入超声刀进行全周游离

✔ Check Point

- 使用超声刀可以减少或避免痔血管出血。
- 值得注意的是，有的病例横纹肌收缩力较弱，不容易鉴别。

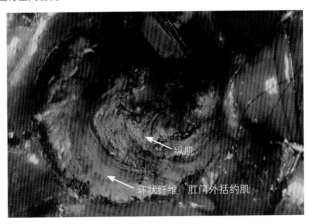

≪≪ Cut 03

闭合肛管断端

01 为了防止癌细胞扩散，术中可以用3-0丝线闭合肛管断端。该丝线也可以作为支持牵引线。

　　肿瘤下缘靠近肛管的话，在肛管游离之前在肿瘤肛门侧进行全周环状缝合，闭合肛管。一般来说，环状缝合更加紧密。

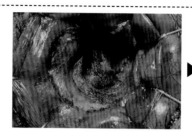 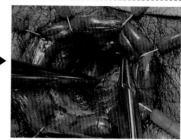

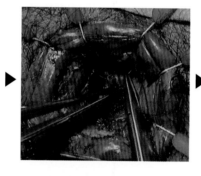 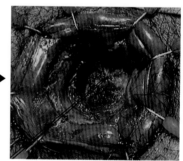

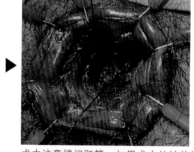 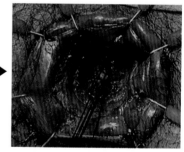

术中注意缝闭肛管，如果术中从结扎线缝隙里流出黏液，需要再次缝合，重新清洗肛门，减少癌细胞播种

≪ Cut 04

全周游离

Dissection

01 从5—7点钟方向或者是非肿瘤一侧与腹腔内相交通，进行全周游离。助手的肛门拉钩辅助直肠切开部位的术野展开，另一只拉钩用于展开即将要游离的部位。

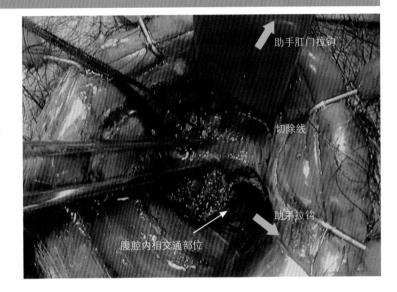

助手肛门拉钩
切除线
助手拉钩
腹腔内相交通部位

02 前壁游离时，术者左手食指深入盆腔内，从后侧向前推肛管前壁，显露出前列腺与直肠壁之间的间隙，可以牵拉导尿管观察尿道走行。对于女性患者，则可以用手指探查阴道后壁，辅助切开肛管前壁。

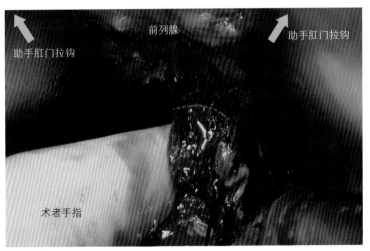

助手肛门拉钩
前列腺
助手肛门拉钩
术者手指

前壁游离

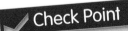
Check Point

• E式扩肛器也可辅助术野展开。

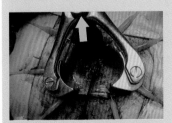

使用E式扩肛器时，手柄在腹侧

各
论
Detail

第
6
章

第
7
章

第
8
章

03 沿着肛提肌表面进行游离

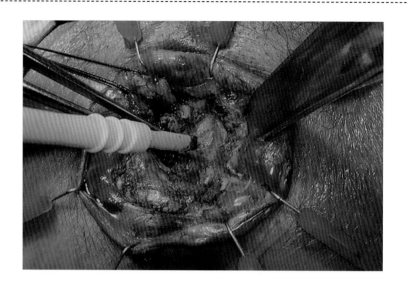

04 也可以用钳子从后壁钝性游离，使之与腹腔相交通。

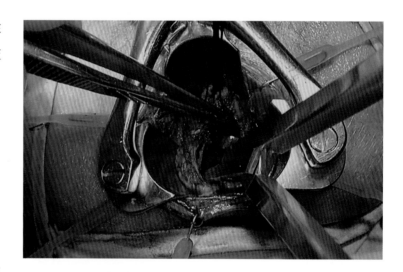

05 食指伸入与腹腔相交通的游离孔，向游离层面对侧牵拉直肠，保持张力，逐渐延长游离切口。

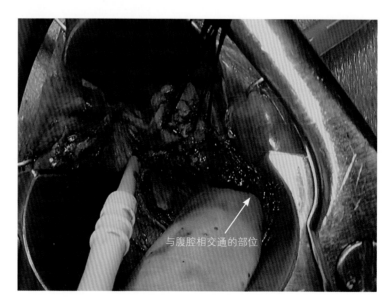

与腹腔相交通的部位

06 助手一只肛门拉钩牵开交通切口处，另一只拉钩显露出切离部位。术者左手的牵拉也尤为重要。

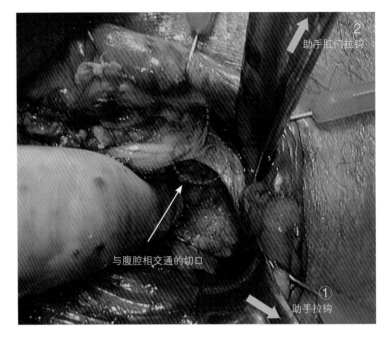

与腹腔相交通的切口

②助手肛门拉钩

①助手拉钩

07 术者左手食指置入游离切口，从背侧显露出直肠前壁。

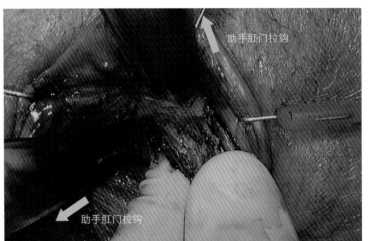

助手肛门拉钩

助手肛门拉钩

08 游离12点钟方向时，助手左、右拉钩向外侧牵开10点钟与2点钟方向的腹腔内交通切口，比较容易观察到肛管前壁。

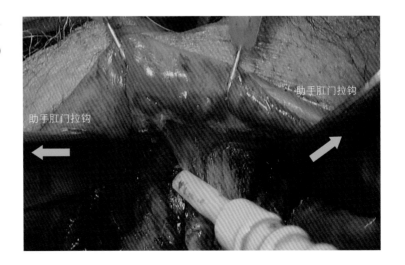

助手肛门拉钩

助手肛门拉钩

09 在前壁有男性的直肠尿道肌，或女性的直肠阴道中膈存在，这些都是平滑肌纤维，术中必须切断这些纤维。但要注意别损伤肠管或者尿道或者阴道壁。

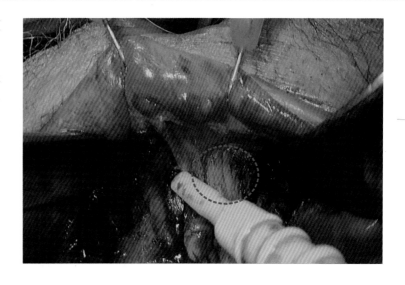

10 切离直肠尿道肌时，呈现出黄白色特征，前列腺以及阴道壁很容易出血。如果出血的话，就是游离层次偏入上述组织的可能性大，需要再次确认切开线。

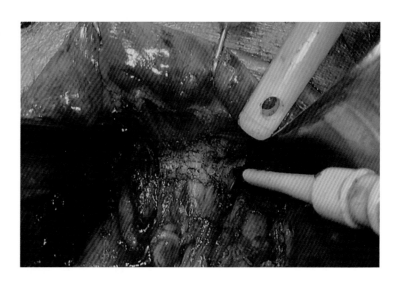

11 切开术者食指牵拉的部分，完成全周游离。

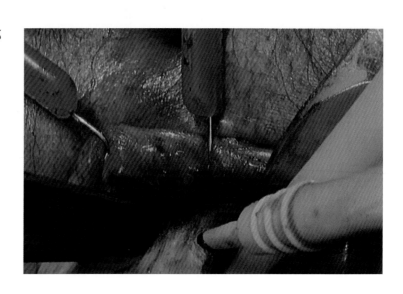

切断近端结肠

第8章

第9节

　　肛管全周游离之后，去掉肠夹，从肛门取出肠管。确认好血运后切断近端结肠。

Camera Blocking

1 从肛门牵出肠管
2 切断近端肠管
3 还纳肠管至腹腔，清洗肛管

≪ Cut 01

从肛门牵出肠管

01　　轻轻地把肠管从肛门牵出，如果太过粗鲁，可能会损伤边缘动脉或者引起肠管损伤，这是需要注意的。

　　腹腔内肠管游离得足够充分后，一般来说都没有问题。

　　但是遇见直肠固有筋膜较厚的病例，标本是很难从肛门取出的，此时建议从腹部切口取出为宜。

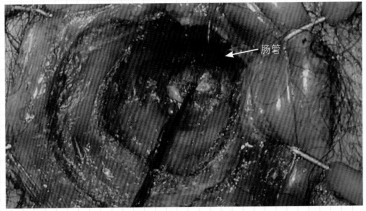

肠管

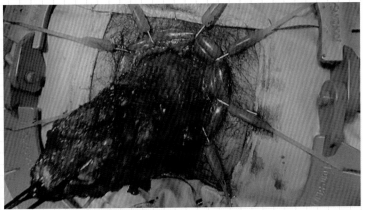

轻轻地把肠管牵拉出肛门

≪ Cut 02

切断近端肠管

Dissection

01 近端肠管吻合处选择血运良好、无张力的部位。但是如果近端肠管过多，也可能导致术后黏膜脱垂。

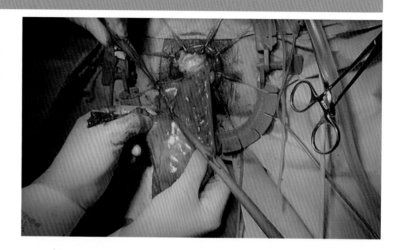

02 切断肠系膜时需要注意别损伤边缘动脉。

为了确保肠管血运良好，切断肠系膜的边缘血管后，稍微多切除一部分肠管，使得肠系膜长度大于肠管长度（图中①）。如果是端端吻合的话，可以选用2排钉的切割闭合器；如果是侧端吻合的话，则建议用3排钉的切割闭合器（图中②）。

如果发现近侧肠管血运不太好，不要犹豫，立刻选择血运良好的肠管进行吻合。

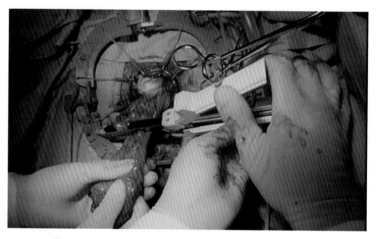

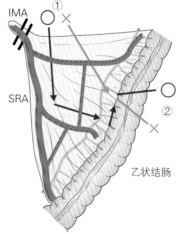

肠系膜切断时注意肠管血运

02 肛提肌与肠管浆肌层缝合4针（Stay Suture），这样可以在防止吻合口漏时，肠管缩回腹腔内。

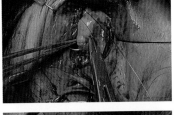
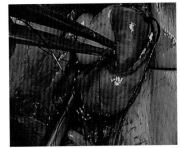
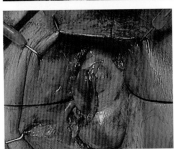

≪ Cut 02

结肠肛门吻合

01 用3-0 PDS线垂直褥式缝合8针，或者全层缝合也可。缝线先不打结，用蚊式钳夹住，等8针全部缝合之后逐个打结。接着在缝线之间适当补充1~2针，最后全周缝合16~24针。

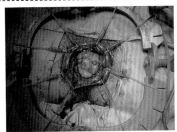
将近侧肠管固定在肛管上缘

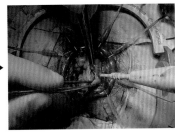
开放近端肠管

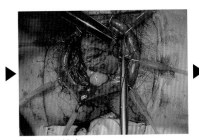
肛管全层缝合

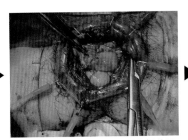
针穿过近端肛提肌以及肛门外括约肌

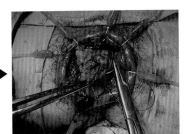
穿过近端肠管全层

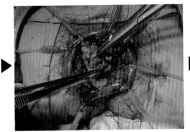
穿过近端肠管黏膜

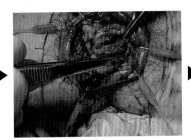
穿过肛管黏膜

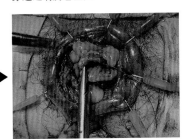
同样的穿过近端肠管全层

各论 Detail

第6章

第7章

第8章

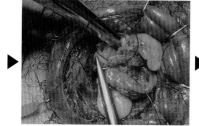

穿过肛提肌或者肛门外括约肌

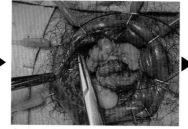

穿过肛门侧肠管全层

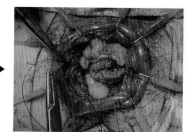

肛门侧黏膜进针

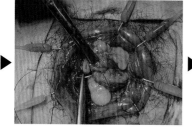

穿过近端肠管黏膜

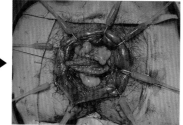

3点钟与9点钟方向进针

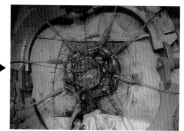

45° 间隔的同样缝合8针

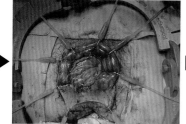

8针缝合结束

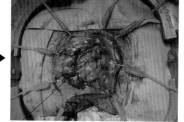

继续在各个缝线之间适当加1针

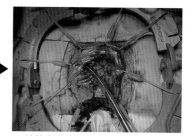

16针缝合结束

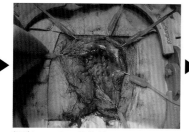

解除Lone Star的钩针

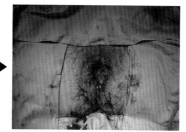

移除Lone Star，肛门侧黏膜内翻，吻合完毕

Check Point

- 缝合时务必确切地挂住肛门外括约肌。

- 打结时，如果组织有张力，可以松解Lone Star。

ITO's eye

伊藤之眼

预防术后黏膜脱垂的更有效的吻合方法

首先针尖缝合肛门黏膜，再穿过头侧的肛提肌或者肛门外括约肌，接下来缝合近端肠管全层。之后结扎的话，则肛门黏膜向头侧移动吻合口也相对地向头侧移动，形成内敛状。

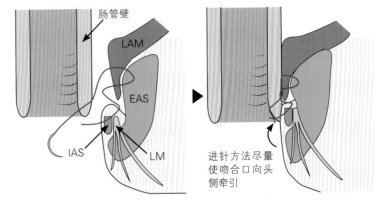

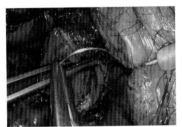

稍微缝合肛门黏膜

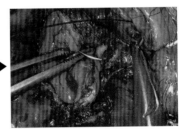

再在头侧缝合肛门外括约肌或肛提肌深处

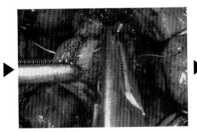

缝合结肠全层

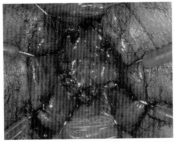

吻合口向头侧移动，这样可减少黏膜脱垂的可能

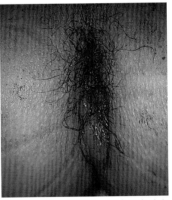

移除Lone Star拉钩后，吻合口自动向内侧收敛，吻合结束

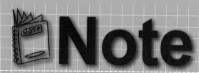

直肠切除术后的重建方法

直肠切除术后的重建方法也是直肠术后预后的至关重要的一环。

在低位直肠切除时，器械双吻合法（DST）已经得到广泛认可，其技术也逐步定型化，且术后成绩也比较稳定了。但是对于肛管附近的直肠癌，如何确保术后肛门功能良好，还存在很多的挑战性。主要的重建方法有DST或者是经肛门手工吻合法（CAA），其次还有J形结肠袋重建、结肠横向成形法、侧端CAA等选项。具体介绍请参考第144页的"肠管重建的循证医学证据"。

≪ 根据肿瘤所在部位以及个体差异处理肛门侧断端

至关重要的是，根据肿瘤所在部位以及男女解剖学差异，确保肛门侧肠管断端的根治性切除。从这点出发，通过会阴部操作可在直视下观察肛门侧断端的手工吻合法如CAA，ISR是肛管附近的直肠癌的比较确切的吻合方式。

另一方面，DST虽然可以缩短吻合时间、减少污染等，但肛门侧断端没有足够的长度的话，是很难进行该吻合的。

一般来说男性骨盆相对较为狭窄，男性AV 5~6cm，女性4~5cm的直肠癌吻合重建方法是选择DST与CAA的分水岭。也就是说，女性的话，稍微低位的直肠癌也可以采用DST吻合。但是男性低位直肠时，肛门侧肠管切离要求的技术较高且复杂，从外科学切除率角度来看，多次的钉仓可能增加吻合口漏的风险，此时选择DST还是CAA，以及是否进行预防性造瘘，就值得深思熟虑了。

男性适合ISR的患者，基本上AV 5cm之内且齿状线3cm之内的病例可以全部采用CAA吻合。

≪ 腹腔镜下低位前方切除术的DST

腹腔镜下低位直肠DST吻合，有以下方法可供选择：

（1）腹腔镜用肠夹，从耻骨上戳卡切断肠管。

（2）耻骨上手套法。对于比较低位的直肠癌，该法更容易操作。

此外，对于术前就打算进行手工吻合的病例，最近几年兴起的TAMIS技术，是先从会阴操作进行肛管游离，也可以获得良好的术野。

📝**Note**

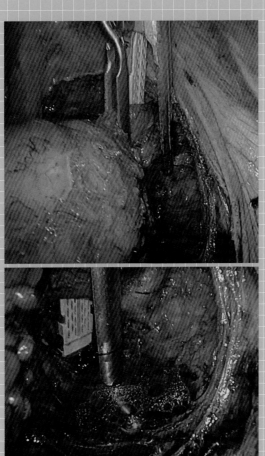

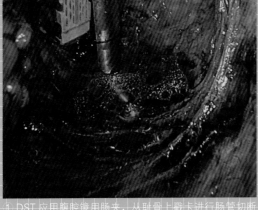

① DST 应用腹腔镜用肠夹，从耻骨上戳卡进行肠管切断

② DST 从耻骨上小切口置入手套法，切断直肠。相对来说直肠夹自由度比较高

表●器械吻合法（DST）与手工吻合法（CAA）的比较

比较项目	器械吻合法（DST）（LAR）	手工吻合法（CAA）（ISR）
标准治疗与否	标准的	不算标准的
简单与否	比较简单	稍微复杂
肠管开放与否	不开放	开放
感染可能性	较少	有可能
确认肿瘤位置	有时候会较难	可以确认
远端肠管切除距离	有时候较难保证	可以充分保证
切除线	有时候会不整齐	一般均可在一直线上
适应范围	RS、Ra、Rb的一部分	肛管附近的Rb、肛门
吻合之后的耐压	足够	在结与结之间可能出现漏
经济性	价高	稍微便宜

Note

ISR术后的肛门功能

ISR术后如何确保肛门功能良好、避免永久性的人造肛门是值得研究的重要课题。

ISR术后排便功能

表●ISR术后的排便失禁评分

	术前 ($n=95$)	术后3个月 ($n=85$)	术后6个月 ($n=85$)	术后12个月 ($n=84$)	术后24个月 ($n=83$)
韦克斯纳分数					
平均数	2	11.4	10.3	9.7	8.5
区间	0~13	3~20	0~20	1~20	1~20
韦克斯纳分数的分布					
0~5	86(91%)	12(14%)	15(18%)	24(29%)	25(30%)
6~10	7(7%)	24(28%)	32(38%)	24(29%)	33(40%)
11~15	2(2%)	29(34%)	23(27%)	23(27%)	19(23%)
16~20	0(0)	20(24%)	15(18%)	13(15%)	6(7%)

表中时间是指 ISR 的人工造瘘关闭后的随访时间。

从长期观察ISR术后的Wexner评分来看，也可以缓慢地改善。总体来说，70%功能良好，但是也有10%的患者是重度大便失禁。

排便功能较差的病例，跟术前放疗、男性以及广泛的肛门括约肌切除相关[1]。

术后排便功能差以及ISR术后并发症的对策

黏膜脱垂或者吻合口狭窄是导致术后排便功能差的原因。比较有效的方法是Delorme手术或者是臀部皮瓣成形重建肛门术。

吻合口狭窄的主要原因是吻合口近端肠管缺血。可以通过改善手术技术以及进行术中血运评价而改善和预防。

手术技术方面，可以通过多游离肠管减少张力，确保近端肠管足够血运等。

（1）IMA根部切断血管。

（2）脾曲完全游离。

（3）根据限制肠管长度的地方，高位切断IMV。

根据上述3个要点操作，很大程度上降低了吻合口坏死的发生概率。

📑Note

≪ ISR 术后排便功能障碍的治疗

　　ISR 术后长时间排便失禁的病例可以进行骶骨神经刺激疗法治疗，对一半左右的患者有效（参照202页"排便功能障碍的骶神经刺激疗法"）。

≪ 参考文献

[1] 伊藤雅昭, 齋藤典男, 西澤祐吏 他.【主題Ⅱ：直腸・肛門部疾患に対する各種肛門内手術後の排便機能障害】ISR術後の排便機能. 日本大腸肛門病学会雑誌. 2016；69（10）：489-498.

第1节

第2节

第3节

第4节

第5节

第6节

第7节

第8节

第9节

第10节

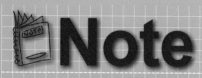

排便功能障碍的骶神经刺激疗法

骶神经刺激疗法（InterStim® Ⅱ：骶神经系统，SNM）在2014年被日本政府纳入医保适用范围，用于改善直肠术后保守治疗无效的排便功能失禁的患者，是一种通过刺激骶神经用于改善排便功能的电刺激疗法。本文对其作用机制以及有效性进行讲解。

》直肠癌术后排便功能障碍治疗的进展

骶神经（S2,S3,S4）构成的阴部神经丛控制着肛门外括约肌以及尿道括约肌，盆底肌的运动功能，以及直肠、膀胱的感觉功能和自主神经功能。在S3神经根处埋一根电极，通过刺激此神经进行治疗。其作用机制是调整肛门外括约肌以及肛提肌的收缩，改善直肠肛门的知觉功能，加大自主神经以及排便中枢的反馈作用。

虽然没有具体的证据，但是在实际的治疗中，我们发现在S3的骶骨孔埋一个电极，进行2周的试验刺激后，可于排便失禁出现改善的患者臀部皮下埋一根永久电极、继续治疗。

该治疗方法1995年被Matzel团队首先报道应用于特发性排便失禁患者是有效的。之后进行了大规模的临床试验，取得了以下证据：

排便次数减少。

对七成至九成的排便失禁患者有效。

相比药物治疗，电刺激疗法可以明显减少排便失禁的发生率。

直肠癌手术术后的排便功能障碍报道较少，多数患者是低位直肠前方切除术后的病例。50%以上都是先预试验，发现有效后再在臀部皮下埋一根永久的电极针。

ISR术后有5%~10%的患者出现严重的排便失禁，该治疗方法可以改善ISR以及低位前方切除术后的排便功能障碍、肛门失禁、排便次数增加等症状，笔者所在医院今后也准备积极引入该治疗方法。

Note

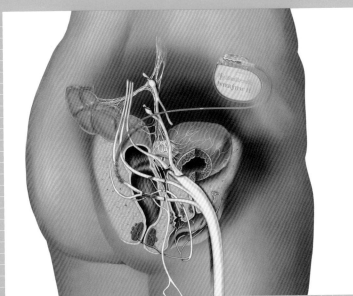

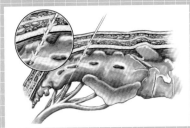

Medtronic Japan Co., Ltd.   Medtronic Japan Co., Ltd.

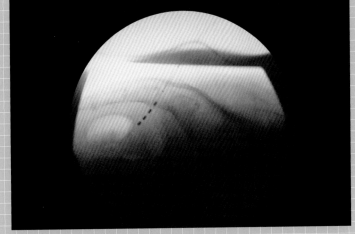

S3骶骨孔插入引导电极

≪ 参考文献

[1] Matzel KE, Stadelmaier U, Hohenfellner M, et al. Electrical stimulation of sacral spinal nerves for treatment of faecal incontinence. Lancet. 1995; 346 (8983) : 1124-1127.

[2] Melenhorst J, Koch SM, Uludag O, et al. Sacral neuromodulation in patients with faecal incontinence: results of the first 100 permanent implantations. Colorectal Dis. 2007; 9 (8) : 725-730.

[3] Tjandra JJ, Chan MK, Yeh CH, et al. Sacral nerve stimulation is more effective than optimal medical therapy for severe fecal incontinence: a randomized, controlled study. Dis Colon Rectum. 2008; 51 (5) : 494-502.

[4] de Miguel M, Oteiza F, Ciga MA, et al. Sacral nerve stimulation for the treatment of faecal incontinence following low anterior resection for rectal cancer. Colorectal Dis. 2011; 13 (1) : 72-77.

[5] Maris A, Devreese AM, D'Hoore A, et al. Treatment options to improve anorectal function following rectal resection: a systematic review. Colorectal Dis. 2013; 15 (2) : e67-78.

我和编者伊藤雅昭先生是20多年的挚友了。他在日本国立癌研究所东院（以下简称"东院"）骨盆外科做住院医师时，我是他的上司。关于他在外科期间的事情，我是颇有了解的。现在东院的具体情况我不太清楚，但是我知道那时候的住院医师工资少得可怜，工作量却是极大的，说得不好听点儿，住院医师就像是奴隶一样。所以一般人是不会轻易选择去这样的癌研究所做住院医师的。选择去做住院医师的往往是一些不平凡之辈，而他显然比不平凡之辈更不平凡。首先他出生于豪门世家，毕业于日本东京都内名门高中，虽然其高中生活看似游手好闲、放荡不羁，但却仅凭3个月的突击学习就一次考入了日本国内一流的国立大学。也就是说他具有高速处理信息的能力以及理解力。在处理医院业务上也是行云流水般绰绰有余，唯一给人的不好印象就是有些狂傲不羁。

但是在手术技术方面，显然他的才能没有得到很好的发挥。全日本的手术传承还秉承着极其封建传统的学徒世袭制，住院医师没有在科里做一定时间是不会有机会学技术的。还有更"保守"的医院，医者手术技术是靠偷学获得的。虽然当时的东院相对来说还是较为民主的，但是骨盆手术，即便是开腹手术，也只有术者一个人可以看到术野，第一助手很多时候都没法看到全貌，就更不用说仅站在两腿间的住院医师了。说的不好听点儿，估计还不如站在脚凳上观看手术的实习生能够看得清楚。所以在那时，即便他很有才能，想要学到手术技术也是很难的一件事情。

即便如此，他对手术技术仍然保留着无限贪婪的求知欲。他颇善言辞，也很有循循善诱的谈话技巧，总是带着疑问打破砂锅问到底地询问术者，直至得到满意答复为止。再者是他在查阅解剖以及手术的教科书细读慢品消化吸收之后，竟然敢与我等比他大十几岁的上司前辈们展开热烈的讨论。这在当时的东院，对他来说是家常便饭之事。

这样的伊藤医生，继2015年出版了《腹腔镜外科医师资格认定考试策略：腹腔镜乙状结肠切除术解说》一书后，今年又出版了他的第2本巨作。我总感觉他依然激情昂扬，不断探索着。他创立的伊藤私塾依然发扬了激烈讨论的传统，不断探索创新手术技术，不断追求如何为患者谋福利，且他创立的理论已经完全系统化、流程化，这是出乎我的意料的，因为这单靠传授手术技术是不可能完成的。

期待本书能助那些希望突破自我的年轻外科医师们一臂之力！

2018年春
日本青森县立中央医院
小野正人

伊藤雅昭先生是我钦佩的医生。

多年前因为陈文豪师弟的全直肠系膜切除术（TME）相关课题的汇报，我对新兴起的该技术颇感兴趣。在导师汪建平教授身体力行的指导下，我们和国内一些同行一道逐渐从无到有地将该手术在国内开展起来，这在一定程度上解决了困扰结直肠外科医师多年来难以解决的低位直肠疾病问题。

更为让我高兴的是，因为TME，我结识了伊藤先生。最早是在中国台湾和信治癌中心陈建志教授举办的一个沙龙上，伊藤先生代表日本方面介绍了他的经验，他在会议上对结直肠外科治疗的演讲让我记忆深刻；我们从此结缘，不断在世界各地交流，互相来访。在此过程中，伊藤先生对外科治疗技术的精益求精、对科室团队医生的整体培养和严格要求的态度尤为让我叹服，也影响了我在日常行医过程中的所做所为。我想正是得益于这种中日医疗界的友好交流，伊藤先生才欣然愿意将他的成果拿出来给中国同道一起分享。

在王利明博士将伊藤雅昭先生的书稿发给我之后，我反复阅读，发现在此书中，伊藤先生开创性地将手术步骤解析比拟为自己从小喜爱的电影镜头并进行剪辑，把两个看似风马牛不相及的领域的共性放在一起阐述，顿时让我解决了一直想解决但一直没能解决的如何将复杂的手术步骤用通俗易懂的方式分步解析的难题。相信这本书对于旨在孜孜不倦追求将手术操作做到极致的广大结直肠外科医师来说，也会大有裨益。

子曰:知之者不如好之者，好之者不如乐之者。我想，伊藤先生能有此感悟并撰写成文，无疑是将手术当成乐趣了。书中的原点一词，与我们中文所谓初心其实是相同意义的。能有如今的成就，伊藤先生某种程度上也代表了医疗界众多不忘初心，矢志进取，为患者解除痛楚而不断努力的大家。

主译王利明博士和姚力博士精通中文和日文，现在将此书原汁原味地翻译过来，付出了极大的心血。相信此书的出版，对于读者提升自己对直肠癌手术的认识，自当大有益处。

2021辛丑年春

康亮于广州